멈추지 않는 삶을 위하여

# 강박 나의 무기

멈추지 않는 삶을 위하여

# 강박 나의 무기

서대호 지음

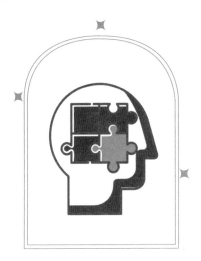

도서
출판 **더 로드**
The Road Books

이 책은 제가 중학교 시절 강박증을 심하게 앓을 무렵 인생에 꼭 한번 써보고 싶었던 책입니다. 그리고 15년 전에 꿈꾸어왔던 일을 이번에 실현할 수 있어서 정말 기쁩니다.

책을 쓴 이유는 강박증은 분명히 고칠 수 있는 병이며 제가 살아있는 증인이라는 사실을 강박증을 겪는 분들에게 보여드리고 싶었습니다. 학창시절 강박증을 심하게 앓았을 때 누구 하나 저에게 공감을 해주는 사람도 없었고 책이나 인터넷을 찾아보아도 저와 비슷한 사람들을 찾기 힘들었습니다. 그러나 강박증은 국내 인구의 1~2%가 겪는 매우 흔한 질병입니다. 하지만 대부분의 환자들은 부끄러워서 본인이 강박증을 겪는다는 사실을 숨기곤 합니다. 자꾸 숨기려다 보니 음지에서 강박증이 점점 더 심해지고 사회생활이 힘들어지기 마련입니다. 하지만 강박증은 오히려 숨기기보다는 주변에게 오픈하고 도움을 요청해야 쉽게 치료할 수 있습니다.

 책을 쓴 두 번째 이유는 약물의 도움 없이도 치료가 가능하다는 사실을 보여드리고 싶었습니다. 대부분의 강박증 환자가 병원에 가면 약물 치료를 받습니다. 저도 약물치료는 10여년간 받았고 약의 효과도 보았습니다. 하지만 약을 평생 먹을 수는 없습니다. 그리고 이 책에도 언급했듯이 강박증 치료약은 부작용이 있습니다. 약물 치료는 근본적인 해결책이 될 수 없습니다. 강박증은 약의 도움 없이 스스로 전략을 잘 세워서 훈련한다면 충분히 치료가 가능한 질병입니다.

 제가 강박증을 겪는다는 사실을 아는 사람은 그리 많지 않습니다. 가족, 여자친구, 가까운 친구들 정도입니다. 그래서 제가 책을 다 쓰고 출판사에 투고하기 전 고민이 되었던 것도 사실입니다. 이제 많은 사람들이 제가 강박증을 겪는다는 사실을 알게 된다는 사실이 솔직히 조금 두렵기도 했습니다. 특히 제가 학창시절에 겪었던 에피소드들까지 알게 되는게 부끄럽기도 하였습니다. 하지만 지금은 강박증을 거의 치료했기에 오히려 예전 아픔에 대해서 당당할 수 있고 저의 아픔을 공유하고 타인에게 감동과 가치를 줄 때 제 삶이 더욱 떳떳하고 가치 있는 삶이 될거라는 생각에 과감히 출간하게 되었습니다.

이 책은 제가 청소년 시절 겪었던 강박증을 자세하게 설명하였습니다. 저의 심리를 자세하게 묘사하고 있기 때문에 누구나 읽더라도 쉽게 공감을 수 있을 것입니다. 이후 강박증을 치료하기 위해서 받았던 치료법들도 자세히 공유하고 있으며 강박증을 이겨냈던 스토리도 자세히 담고 있습니다. 마지막으로 강박증이 비록 저에게는 아픔이었지만 또 한편으로는 저를 성장시켜준 촉매제 역할이었다는 사실을 밝히고 있습니다. 강박증을 오히려 잘 활용하면 개인의 발전에 큰 무기로 활용할 수 있습니다. 세계적인 위인, 천재들 중에는 오히려 강박증 환자가 많다는게 그 사실을 뒷받침합니다.

독자 여러분들이 제 이야기를 통해 마음의 치유와 용기를 얻기를 바랍니다.

# 제1장

# 나는

# 환자다

# 강박증은
# 영원한 나의 조력자이자, 적

이 책에서 밝힌다. 나는 강박증 환자다. 의학적 용어로는 정확히 강박 장애이지만, 이 책에서는 편하게 강박증으로 부르려고 한다. 내가 강박증을 앓고 있다는 것은 함께 살았던 가족만이 알고 있는 사실이다. 아버지, 어머니, 누나, 돌아가신 할머니만 알고 있다. 강박증을 앓고 있다는 사실이 창피했기에 누구에게도 당당히 말할 수가 없었다. 최근에 와서야 여자친구에게 짧게 설명하긴 했지만, 구체적으로 얼마나 오랫동안 어떻게 앓아왔는지는 말하지 못했다.

책을 통해서 나의 강박증 히스토리를 밝히는 이유는 다음과 같다. 첫째, 내가 겪었던 강박증 히스토리를 통해 강박증을 겪고 있는 다른 환자분들이 공감하기를 바라기 때문이다. 강박증 환자들이 공통적으로 겪는 강박증 유형이 몇 가지 있다. 가령 청결에 대한 강박증, 도덕적 행동에 대한 강박증, 숫자 강박증, 대칭에 대한 강박증 등이 있다. 일반인들이 보기에는 이상한 논리이지만 강박증 환자들끼리는 꽤 공감이 가는 것들이다. 내 강박증 히스토리를 전달하면서 다른 환자들이 친구에게 공감을 받듯 마음의 위로를 받길 바란다. 둘째, 강박증은 충분히 치유 가능하며 이를 잘 극복하면 사회적으로 충분히 성공한 삶을 살 수 있다는 사실을 보여주고 싶어서이다. 나는 꽤 심한 강박증을 앓았고 지금도 강박증을 앓고 있지만, 현재는 일상생활에 지장을 주지 않도록 잘 컨트롤 하고 있다. 사실 나의 또래와 비교해 볼 때 나는 사회적으로도 꽤 성공한 삶을 살고 있다. 셋째, 강박증 치유 방법을 전달하고 싶다. 강박증 환자들은 대부분 약물에 의존하는 치료법을 택한다. 나도 물론 약물치료를 받아왔었고, 가장 편하면서도 확실한 방법이다. 하지만 평생 약물치료에 의존할 것인가? 약물치료는 언젠가는 끊어야 하는 방법이다. 전적으로 약물치료에 의존했을 때 발생하는 부작용과 약물치료 없이 강박증을 이겨온 나의 방법을 공유하고자 한다.

나는 30대 초반의 남자로 현재 IT 회사를 운영 중이며 수입도 꽤 좋은 편이다. 개인 소득으로 대략 1년에 5~8억 원 정도 벌고 있다. 연세대학교에서 박사과정을 수료 후, 졸업을 위한 학위논문을 작성 중이다. 작가로도 활동하는데 총 6권의 책을 썼고 IT, 자기계발 카테고리에서 베스트셀러에 오른 책도 몇 권 있다. 한편으론 강박증 환자다. 강박증을 중학교 시절부터 앓아왔고 약물치료를 10년 넘게 받아왔으며, 정신과 병원 입원경력도 있다.

## 02

# 나는 전교 1등
# 학생이었다

내 자랑을 하려는 것이 아니다. 단지 이 책의 전체적인 구성과 스토리 전달을 위해 나의 과거를 말하려는 것이다. 나는 서울 용산구에서 학창시절을 보냈다. 비록 강남 8학군은 아니지만, 서울 중심지역의 학교를 나왔다. 초등학교 시절부터 수학에 흥미를 느껴 교내 수학경시대회에서 항상 1등을 했다. 그렇다고 내가 공부를 엄청나게 열심히 하는 것은 아니었다. 어머니가 사준 문제집 몇 권 풀고 학교 수업 열심히 듣고 동네 학원 한두 군데 다니는 게 전부였다.

초등학교 시절, 같은 아파트 옆 동에 사는 친한 친구가 있었는데 그 친구 어머니의 교육열은 대단했다. 초등학생인 내 친구는 하루 5시간 이상씩 매일 스스로 공부하고, 학원도 모두 대치동으로 다녔다. 우리는 축구와 농구를 좋아해서 방학 때는 매일 같이 축구와 농구를 했다. 같이 운동하면서 자연스럽게 친구가 공부하고 학원 다니는 걸 듣게 되어 나도 꽤 자극을 받았었다. 그렇다고 대치동에 있는 학원을 다닐 형편은 못 되었다. 우선 학원비가 너무 비싸서 어머니가 해줄 것 같지 않았고 지하철을 타고 대치동까지 왔다 갔다 할 엄두가 나지 않았다. 그래도 친구가 공부하는 문제집을 따라 사서 공부했던 기억이 있다.

우리 둘은 같은 중학교에 입학했고 1학년 1학기 첫 중간고사에서 그 친구는 전교 1등, 나는 전교 2등을 했다. 사실 나는 그렇게 공부를 열심히 하지는 않았다. 그때까지만 해도 학교 수업 이외에 혼자 자습하는 시간이 하루에 1~2시간 남짓이었다. 친구가 매일 밤 12시까지 공부하던 거에 비해 나는 많이 하지 않은 편이었다. 그다음 기말고사도 그 친구가 전교 1등, 나는 전교 2등을 했다. 그렇게 중학교를 졸업하기 전까지 나와 그 친구는 항상 1, 2등을 나누어 다투었다. 어떤 때는 내가 1등, 그 친구가 2등을 하고 또 어떤 때에는 그 친구가 1등, 내가 2등을 하였다. 그 친구는 내게 선의의 경쟁자였다. 서로 친하게지내면서도, 시험에서는 서로 이기려고 선의의 경쟁을 하였다. 친구들도, 선생님들도 모두 이번 시험에서는 누가 이길까 궁금해하였다.

　나는 공부도 잘했지만 운동, 게임 등 다양한 방면으로 잘하는 편이었다. 그러다 보니 자연스럽게 학교에서 인기가 많았다. 초등학교 때부터 공 하나 갖고 나가서 매일 3~4시간씩 놀았기에 축구, 농구 둘 다 잘했다. 체육 시간이 되면 모두 나를 자기네 편으로 하려고 말싸움까지 했었다. 교내 축구 또는 농구 반 대항전에서도 나는 늘 주전으로 뛰었다. 게다가 나는 게임도 잘했었다. 그 당시 스타크래프트의 인기는 대단했다. 나도 온게임넷에서 프로게이머들이 하는 전략을 매일 연구하고, 배틀넷에 접속해서 프로게이머들이 하는 전략을 그대로 연습했다. 또래 친구들이 그저 재미로 하는 거에 비해 프로게이머들 전략을 연구하고 연습한 나의 실력은 또래보다 월등히 뛰어났다. PC방에 가면 나를 이길 친구가 없었다.

　공부, 운동, 게임 모두를 잘하니 당연히 학교에서 나는 인기가 많았다. 자연스레 1학기 회장은 내가 했었다. 회장 선거를 하면 압도적인 차이로 내가 1등을 했던 기억이 있다.

　단지 나는 재밌고 좋아서 공부, 운동, 게임 모두를 즐기면서 했는데 결과가 좋고 주변에서 호응을 해주니 슬슬 압박이 되었다.

특히 공부에 대한 압박이 제일 심했다. 나와 항상 1, 2등을 다투었던 친구 때문에 그 압박감은 더 심했다. 이번에는 그 친구를 꼭 이겨야 한다는 압박감과 주위의 기대감이 거셌기 때문이었다. 평균 0.1~0.5점 사이로 전교 등수가 바뀌었다. 전 과목점수로 평균으로 매겨지기 때문에 모든 과목에서 만점을 받았어야 했다. 즉 미술, 체육, 도덕과 같은 단순 암기 위주의 필기시험도 모두 만점을 받아야 했다.

주위의 기대에 부흥하기 위해 나는 초인적인 힘을 발휘했다. 시험 시작 2주 전부터는 독서실에 가서 시험 범위 교과서 내용을 다 외웠다. 교과서에 조그맣게 달린 주석, 날개 설명들도 모조리 외웠다. 어느 정도로 지엽적인 내용까지 다 외웠냐면, 예를 들어 도덕책에 어떤 위인이 일생에 책을 몇 권 썼다라는 내용이 있으면 그 정확한 권수까지 다 외웠다. 지금 생각해보면 쓸데없는 암기였지만 그 당시에는 전교 등수를 지켜야 한다는 압박감에 그냥 다 외웠다. 문장 하나하나 단어 하나하나 교과서를 전부 암기했다. 혹시 내가 외우지 않은 문장에서 시험 문제가 나오면 어쩌나 하는 두려움에 다시 한번 확인하면서 모두 외웠다.

학교에서 두각을 드러내자 학부모들 사이에서도 나는 유명해졌다. 사교육을 거의 받지 않은 내가 항상 전교권 등수에 들자 학부모들이 신기해하였다. 원래 내 교육열에 큰 관심이 없었던 어머니도 나의 관한 소문을 듣게 되었다. 그 당시 나의 관심사는 대치동에 있었다. 용산의 학교에서는 내가 제일 잘하지만, 과연 대한민국 최고의 교육열을 자랑하는 대치동에서는 내가 어느 정도일지 궁금했다. 또한 나와 항상 전교 등수를 다투었던 친구가 대치동 친구들의 대단한 실력을 나에게 떠들어대서 그 궁금증은 더 커졌다. 그래서 나도 어머니께 졸라서 대치동으로 학원을 다니게 되었다. 물론 어머니도 내가 공부에 재능이 있다는 것을 알았기에 꽤 비싼 학원비를 선뜻 내주었다.

대치동 학원에 들어가기 위해서는 레벨테스트를 보아야 했다. 레벨테스트를 보기 전에 사전 설문 조사를 하는데 거기에는 현재 학교에서의 등수를 적는 란이 있었다. 내가 전교 1, 2 등이라고 적으니 당연히 학원 선생님들의 이목이 집중되었다. 하지만 입교 레벨테스트는 거의 학원 입학이 불가능할 정도로 나왔다. 대치동 학생들은 선행학습이 기본 2~3년 되어있기에 기껏 한 학기 선행학습한 내가 레벨테스트를 잘 볼 수가 없었다. 그래도 내가 학교에서 성적이 워낙 좋으니 학원의 배려로 가장 낮은 레벨의 반에 입학할 수 있었다.

나는 자존심에 굉장한 타격을 받았다. 그리고 초등학교 때부터 선행학습으로 무장한 대치동 친구들을 어떻게 하면 이길 수 있을지 고민하기 시작했다. 다시 초등학교로 돌아갈 수는 없었기에 지금부터 어떻게든 잘해서 그들을 이겨야 한다고 생각했다. 공부량을 늘리는 것은 좋은 방법이 아니었다. 그들 모두 새벽 2시까지 공부하고 다음 날 또 학교를 가는 대단한 공부 시간을 자랑했기 때문이다. 고민 끝에 내가 내린 결론은 집중력으로 승부하는 것이었다. 똑같은 1시간을 공부해도 내가 더 집중해서 공부하면 그동안 선행학습을 하지 못한 부분을 다 따라잡을 수 있을 것 같다. 실제로 나는 집중력이 꽤 좋았다. 공부 시간이 그렇게 많지는 않았지만 공부하는 시간만큼은 그 누구보다도 공부에 집중했다. 나의 장점인 집중력을 더욱 발휘해서 초인적인 집중력을 발휘하면 그들을 이길 수 있다고 생각했다.

실제로 나는 초인적인 집중력을 발휘했다. 그 당시 집중력을 최대한 끌어올리기 위한 나의 투쟁은 엄청났다. 학원 수업 전에 선생님이 말하는 모든 내용을 잊지 않기 위해 선생님이 무슨 말을 하면 속으로 3번씩 따라 되뇌면서 외웠다. 자습하기 전에는 집중력을 최대한 끌어올리기 위해서 무릎 꿇고 기도를 하면서 나만의 주문을 몇 번 외운 후 공부에 몰입했다. 공부를 하다가 잠깐 잡생각이 들면 또 나만의 주문을 몇 번 외운 후 공부에 몰입했다. 주문은 조금씩 달라졌는데 그때마다 이전 주문보다 좀 더 복잡해졌다. 그 주문을 외워야 마음이 편해지고 공부에 몰입할 수 있었다. 일요일에 교회를 가면 예배 시간에 나는 기도만 했다. 찬양, 설교 시간에도 나는 기도만 했다. 기도 내용은 공부에 집중할 수 있게 해달라는 내용이었다. 그만큼 간절하게 '집중력'에 매달렸다.

시간에 대한 압박감도 대단했다. 이 압박감은 아직도 갖고 있다. 나는 공부 시간보다 얼마나 많은 문제집을 풀었냐에 더 관심이 있었다. 그래서 정해진 시간 안에 몇 문제를 풀어야 한다는 압박감이 있었다. 특히 수학 문제를 풀 때 가장 두드러졌다. 나는 수학 문제를 풀 때 마치 장수가 전투에 나가는 심정으로 문제를 풀었다. 문제를 풀 때 나의 펜은 엄청나게 전투적으로 움직였다. 엄청나게 빠르게 수식을 나열했기에 글자가 크고 엉성하고 삐뚤빼뚤했다. 그래서 며칠에 한 번씩 연습장을 샀던 기억이 있다.

효과는 대단했다. 나는 대치동 학원에서도 인정받기 시작했다. 대치동 학원은 학교처럼 정기적으로 시험을 치는데, 이 시험은 모든 레벨의 학원생들을 대상으로 동시에 진행되었다. 특히 내가 다닌 학원은 입학 때부터 잘하는 학생들을 뽑아서 반을 만들어서 학생들 간의 상위권 경쟁이 치열했다. 이 시험에서도 나는 상위권을 받게 되었다. 불과 몇 달 전만 해도 하위권이었는데 내 공부법이 통한 것이었다. 이제는 소위 말하는 꼴찌 반에서 고급반까지 올라가게 되었다. 학원 선생님들 모두 내 칭찬에 여념이 없었다. 우리 어머니 또한 대단히 기뻐하셨다. 나는 학교, 학원 어느 곳에서나 공부로 인정을 받았으며 운동, 게임도 그때까지 수준급으로 잘했기에 내 인생에서 가장 재미있었던 시기였다. 이 시기가 중학교 2학년 2학기였다.

# 03

# 아무도 강박증을
# 병이라 생각하지 않는다

대치동 학원에서도 인정을 받게 되자 어머니의 욕심이 커졌다. 물론 나도 더 큰 욕심이 생겼다. 그래서 대치동 학원에서 가장 높은 반으로 옮겨 달라고 어머니가 요청했다. 하지만 학원에서는 레벨테스트를 거치지 않고 반을 옮기는 것은 불가하고, 제일 높은 반에 들어갈 실력은 안 된다고 거절했다. 그래서 학원 대신 과외로 바꾸었다. 어머니가 과목별로 과외선생님을 붙여주었다. 과외선생님은 모두 서울대학교 또는 의대생 출신들이었다. 목표를 과학고로 잡았다. 왜 목표를 과학고로 잡았는지 나도 기억이 잘 나지 않는다. 원래는 외고가 목표였는데 과학고가 외고보다 입학성적이 더 높으니 과학고로 어머니가 목표로 잡으라고 했던 것 같다.

하지만 과학 선행이 아예 안 되어있었던 나에게 고등학교 경시 대회급 물리, 화학을 이해하기는 너무 어려웠다. 공부 천재 과외 선생님들이 엄청난 양의 숙제를 내주었는데 다음 시간까지 그 숙제를 할 엄두가 나지 않았다. 내용 자체가 이해가 안 되었기에 집중을 해도 힘들었다. 너무 갑자기 어려운 내용으로 넘어간 탓이었다. 과학고 입시까지 1년도 안 남았기에 기초부터 할 수는 없었다. 내가 숙제가 너무 많고 어렵다고 불평하자 어머니도 칼을 빼 들었다. 사실 그 당시 집안 형편이 좋지 않았기에 나의 과외비는 큰 부담이었다. 그래서인지 어머니도 어머니 나름대로 오기가 생겼던 것 같다. 어머니는 운동, 게임을 일절 금지시켰다. 나는 운동, 게임을 굉장히 좋아했었다. 열심히 공부한 후 친구들과 운동, 게임을 하면서 스트레스를 풀곤 했는데. 하지 못하니 스트레스가 극에 달했다. 게다가 공부 내용이 너무 어려워 힘들었다. 공부로 항상 인정을 받았던 내가 공부 내용을 이해를 못 한다는 사실이 큰 스트레스였다.

나는 공부 시간을 더 늘리고 공부에 더 집중하기로 했다. 그전까지는 저녁 11시쯤에 잠들었는데 공부를 더 하기 위해 취침시간을 3~4시로 바꾸었다. 또한 집중하기 위해 공부 환경도 바꾸었다. 책상, 의자, 조명, 필기도구를 모두 최고급으로 바꾸었다. 이렇게 하면 과학고에 들어갈 수 있을 것 같았다. 지금 생각하면 어리석지만, 그때는 과학고에 입학해서 서울대 또는 의대에 입학하면 내 인생은 성공이라는 믿음이 있었다.

　그런데 이상한 현상이 생겼다. 공부에 집중하려고 환경까지 바꾸었는데 오히려 집중할 수가 없었다. 공부하려고 책상 앞에 앉으면 책 내용보다는 다른 생각이 내 머릿속에 파고들었다. 굉장히 사소한 생각인데 그 생각이 내 머릿속에 파고들어 도저히 책 내용에 집중할 수가 없었다. 가령 내가 앉은 자리 기준으로 좌우 대칭이 안 되어있으면 느낌이 이상했다. 그래서 좌우 대칭이 되도록 물건 배치를 바꾸었다. 그러면 다른 생각이 또 떠올랐다. 쓰고 있는 펜이 불편하다는 느낌이 들었다. 그러면 문구점에 가서 새로운 펜을 샀다. 그러면 이번에는 의자가 불편했다. 허리가 의자에 감기는 불편한 느낌이 들었다. 그러면 또 새로운 의자를 샀다. 이런 식으로 내가 그 당시 1년 동안 구매한 물건을 나열하면 샤프 100개 이상, 의자 10개 이상, 전기스탠드 10개 이상. 문제가 해결되면 집중이 잘 될 것 같았지만, 결과는 아니었다. 강박 행동을 통해 강박 사고를 없애면 또 다른 강박 사고가 꼬리에 꼬리를 물고 이어졌다.

　하지만 이러한 생각을 아무에게도 말할 수 없었다. 솔직히 창피했기 때문이다. 친구에게 나 의자가 매번 불편해서 집에 의자가 10개 넘게 있어라고 어떻게 말할 수 있었겠나. 겨우 가족에게만 말할 수 있었다. 그런데 모두 나의 이런 현상을 단지 신경과민 또는 의지 부족으로 여겼다. 단지 내가 의지가 부족하고 정신적으로 나태해서 생긴 결과라고 말했다. 더욱 각오를 다지고 공부에 집중하라고 촉구했다.

하루 하루가 전쟁이었다. 하교 후 공부를 하려고 책상 앞에 앉으면 무언가 불편한 느낌이 들어서 공부에 집중하기 어려웠다. 그러면 그 불편함을 해소하기 위해서 강박 행동을 하거나 스트레스를 풀기 위해 몰래 게임을 했다. 그러면 어머니가 이를 발견하고 빨리 공부를 하라고 혼을 내고 나는 나대로 항변을 하다가 다시 공부하려고 시도해보지만 제대로 공부를 못하고 잠들었다.

나는 점점 침울해졌다. 원래 학교에서 엄청 활발했는데 말이 없게 되었다. 그 당시 내 머릿속에는 어떻게 하면 공부를 더 집중해서 할 수 있을지 대한 생각으로 가득했다. 공부에 대한 생각보다 집중력을 끌어 올릴 방법에 대해서만 생각하게 되었다. 그 당시만 해도 강박증이라는 병이 있는지도 몰랐다. 나도, 가족들도 모두 병이라기보다는 의지 부족, 신경과민으로 여겼다. 나도 나름대로 한번 공부에 집중하기 시작하면 금방 다시 회복할 수 있을 거라 믿었다. 그런데 그게 쉽지 않았다. 나는 중학교 3학년 초부터 고등학교 2학년 말까지 거의 3년 동안 강박증 때문에 공부를 제대로 할 수가 없었다. 책상 앞에 앉아는 있지만 제대로 공부에 집중할 수가 없었다. 10시간 앉아 있으면 겨우 30분 공부한 정도였다. 지금은 시간이 지나서 담담하게 글을 쓸 수 있지만 어렸을 당시에는 너무나도 괴로웠다.

## 04

# 강박증에 파고들수록
# 더욱 깊이 빠져든다

강박증을 이기기 위해 나는 강박증에 대해서 더욱 깊이 생각하게 되었다. 가령 쓰고 있는 샤프가 불편하면 새로운 샤프를 구매하기 위해서 샤프에 대해서 연구하기 시작했다. 샤프의 두께, 무게, 그립, 색깔, 샤프심의 농도, 샤프심의 두께, 샤프심의 탄성까지 면밀하게 살펴보았다. 각 샤프별 특성을 모두 외우고 있었다. 샤프에 대한 집착이 꽤 컸었다. 입시 공부 특성상 필기를 많이 해야 하고 특히 수학 문제를 풀 때 수식을 빠르게 나열해야 하기에 나에게 딱 맞는 샤프를 쓰면 공부 능률이 향상되리라 생각했다. 그래서 지금 쓰고 있는 샤프보다 더 좋은 샤프를 찾아다녔다. 광화문 교보문고 핫트랙스에 있는 모든 샤프를 다 구매했다. 또 버스를 타고 1시간이 걸려서 다른 교보문고에 가서 또 다른 샤프를 구매하기도 했다. 친구들이 신기한 샤프가 많다고 내 필통을 구경하던 기억이 생생하다.

공부 이외에 내가 관심을 가졌던 모든 분야에 강박증이 생겼다. 20대 초중반에 나는 외모에 상당한 관심을 가졌다. 10대 때는 외모에 관심이 없었는데 20대가 되면서 이성에게 관심을 가지면서 잘생겨지면 이성에게 인기가 많아질 거라는 생각에 외모에 관심을 기울였다. 외모를 가꾸기 위해 얼굴과 키, 옷에 집착했다. 우선 얼굴을 가꾸기 위해 피부관리와 작은 얼굴에 집착했다. 피부에 좋고 붓기가 빠진다는 말에 옥수수 수염차를 달고 살았다. 하루에 1리터 이상의 옥수수 수염차을 마셨다. 잘 때 압박붕대를 하고 자거나 마사지 롤러로 하루에 몇 시간씩 얼굴을 문질렀다. 피부관리 및 경락 마사지 샵에 등록해 일주일에 2회씩 다녔다. 나중에는 성형수술도 몇 번 받았다. 키에도 큰 집착을 했다. 이미 180cm가 넘는 큰 키였음에도 불구하고 187cm를 목표로 하였다. 20대 초반에도 키가 조금 클 수 있다는 생각에 매일 자기 전에 줄넘기를 했고, 휜 다리 교정, 척추 교정을 받았다. 밖에 나갈 때도 5cm가 넘는 키높이 구두를 신고 다녔다. 심지어 사지연장 수술을 받을까 생각도 했었다. 다행히 사지연장수술은 비용이 너무 비싸서 받지 못했다. 지금 생각하면 천만다행이다. 옷도 엄청

샀다. 옷은 모두 내 몸에 딱 맞도록 큰 기성복을 산 후 수선집에서 내 체형에 맞게 줄였다. 매일 수선집에 가니 수선집 아주머니가 옷을 이상하게 입는다고 구박을 해서 수선집을 여러 번 옮긴 적도 있었다. 그때 수선한 이상한 옷들은 지금 창피해서 입지 못하고 모두 버렸다. 외모에 집착하니 꽤 많은 돈이 들었다. 과외 아르바이트를 여러 개 했었는데 외모를 가꾸는데 많은 지출을 하다보니 통장잔고는 항상 텅텅 비어있었다.

역학에 관심이 있었던 적도 있었다. 풍수지리, 사주 등에 관심을 쏟은 이후로 이를 맹신하기 시작했다. 솔직히 말하면 맹신을 했다기보다 그렇게 안 하면 기분이 이상해서 견딜 수가 없었다. 그래서 역학에서 하라는 대로 따라했다.

침대 위치, 책상 위치와 같은 집안 구조부터 색깔, 숫자와 같은 미신까지 모두 믿게 되었다. 4라는 숫자는 불길하게 느껴져 4라는 숫자가 있는 건 모두 피했다. 심지어 집 안에 있는 가구들조차 숫자 4가 들어가면 버렸다. 예를 들어 가로 길이가 140cm이면 숫자 4가 있기에 버렸다. 빨강과 검정이 성공하기 위한 좋은 색깔이라고 여겨 집안 가구, 커튼, 벽지를 온통 빨강과 검정으로 바꾸었다. 옷도 빨강 또는 검정만 입고 다녔다.

이렇게 강박 사고에 대한 강박 행동을 했을 때 결과가 과연 좋았을까? 대부분은 그렇지 못했다. 강박 행동을 해서 순간의 강박 사고를 없앨 수는 있었지만 곧 또 다른 강박 사고가 몰려왔다. 그러면 또 그 순간의 불안감을 없애기 위해서 또 강박 행동을 해야 했다. 이러한 과정이 무한정 반복되었기에 삶에 집중할 수가 없었다. 한두 번 강박 행동을 하게 되면 관성이 생겨서 강박 행동을 안 하면 참을 수가 없어진다. 아침에 일어나서 잠자리에 들 때까지 그 생각이 계속 머릿속에서 떠나지 않기 때문이다.

강박 사고에 대한 강박 행동을 하는 이유는 간단하다. 그렇게 안 하면 망할까 봐 불안하기 때문이다. 예를 들어 학창 시절 샤프와 같은 필기도구에 집착했는데 나에게 딱 맞는 필기도구를 안 쓰면 공부의 능률이 떨어져 명문대에 입학하지 못할 거라는 불안감 때문이었다. 외모에 대한 강박증은 내가 조금이라도 외모에 소홀하면 못생겨서 인기가 떨어질 거라는 불안감 때문이었다. 역학에 대해서도 마찬가지였다. 역학에 나오는 대로 안 하면 내 사업이 실패할 거라는 불안감이 있었다. 비이성적인 불안감이었고, 나도 머릿속으로는 비이성적이라는 사실을 인지하고 있었지만, 불안감을 쉽게 떨쳐버리지 못하고 강박 행동을 계속했다.

강박 사고에 대한 강박 행동은 내 삶이 더 나아지고 싶은 욕망에서 비롯되었지만 실제로 나의 삶은 강박 행동으로 인해 더 힘들어졌다. 학창 시절에는 공부 환경에 대한 강박증으로 공부를 제대로 하지 못해 성적이 엄청나게 하락했고, 외모에 과하게 집착해 대출까지 받아가며 외모 관리에 돈을 썼다. 또한 성형수술과 시술을 여러 번 받아서 부작용까지 생겼다. 그리고 역학에 대한 강박증으로 이사까지 갔다. 풍수적으로 좋다고 생각되는 경기도 외곽 지역으로 가서 혼자 살았는데 외롭고 힘든 시간을 보냈다. 게다가 서울에서 너무 멀리 떨어져 있다 보니 고객과의 미팅도 쉽지 않았다. 공교롭게도 그 당시 매출도 많이 떨어졌었다.

내가 겪었던 강박증 유형 3가지를 언급했지만 사실 이거보다 훨씬 많았다. 내가 겪었던 강박증들을 간단히 열거하자면 다음과 같다.

도덕적인 행동에 대한 강박증이 있었다. 조금이라도 도덕적인 행동을 하지 않으면 죄를 지었기 때문에 하나님께 벌을 받는다는 생각에 회개 기도를 반복적으로 하였다. 예를 들어 신호 위반을 했다거나, 야한 생각이나 야한 동영상을 보았다거나, 거짓말을 했을 때 너무나도 큰 죄책감이 들었다. 회개 기도를 반복적으로 하거나 그것으로도 불안감이 해소되지 않으면 목사님께 연락해 같이 기도해달라고 부탁했다. 회개 기도를 할 때도 무릎을 꿇고 집중해서 기도를 해야 한다는 강박에 길을 가다가도 불안감이 밀려오면 갑자기 무릎을 꿇고 기도를 했다.

건강에 대한 강박증도 있었다. 특히 목과 허리에 대해 예민했다. 중고등학교 시절 책상에 엎드려 자는 버릇이 있어서 척추측만증이 생겼는데 그 후 과도하게 이 부분을 집착하게 되었다. 그로 인해 의자에 대한 강박증이 생겼다. 좋은 의자에 앉아야 척추에 좋다는 생각에 값비싼 의자를 여러 번 구매했었다. 그래도 집안에서 내가 쓰는 의자는 내가 구매를 해서 바꿀 수 있으니 다행이었다. 문제는 밖에서 쓰는 의자들이었다. 카페, 식당 등 밖에서 앉는 의자를 내가 바꿀 수는 없었다. 그래서 어디 가려면 사전에 해당 장소의 의자부터 먼저 살펴야 했다. 의자가 불편한 곳은 가지 못했다. 심지어 다니던 교회의 예배당 의자가 불편하다는 생각에 교회를 바꾸기도 했다.

숫자에 대한 강박증도 심했다. 숫자 4와 6은 불길하다고 느껴졌다. 숫자 4는 한자로 죽을 사와 발음이 같고, 숫자 6은 서양에서 악마의 숫자로 여겨지기 때문이었다. 무엇이든 숫자 4와 6이 들어 있으면 모두 피했다. 전화번호, 자동차번호, 가구 길이, 스피커 음량, 날짜, 아파트 동호수 등 숫자가 보이는 곳에 숫자 4와 6이 들어있으면 모두 피했다.

강박 사고와 강박 행동에 집착하다 보면 굉장히 피곤해진다. 머릿속에서 하루 종일 강박사고를 하고 몸으로 강박 행동을 하기 때문이다. 즉 정신적, 육체적으로 엄청난 에너지 소비를 하는 것이다. 하지만 계속 집착할수록 더 집착하게 되고 더욱 피곤해질 수밖에 없는 악순환의 연속이었다. 다행히 지금은 강박증이 일상생활에 큰 지장을 주지 않지만, 아직도 완전히 강박증이 사라졌다고 할 수는 없다. 다만 일상생활에 문제가 안 될 정도로 컨트롤 하는 방법을 나 스스로 터득했을 뿐이다. 이러한 방법들은 이 책 중반부 이후부터 다루고자 한다.

# 의지를
# 꺾어버린다

대한민국은 OECD 국가 중 자살률 1위다. 전 세계 국가로 따지면 9위다. 인구 10만 명당 26.6명이 자살을 하고 하루 평균 38명이 자살을 한다. 경제적 어려움, 가정불화와 외로움, 건강 문제, 직장문제, 친구와의 불화, 성적 문제 등으로 자살을 한다. 나는 학창 시절 자살에 대해서 꽤 깊은 생각을 했다. 물론 지금은 자살에 대한 생각을 아예 하지 않는다. 지금도 강박증을 달고 살지만,삶에 대한 의욕은 넘쳐흐르고 있다.

강박증 환자의 대부분은 사춘기 때에 강박증이 온다고 한다. 신체적으로 호르몬 분비가 왕성하지만, 정신적으로 성숙하지 못한 시기이기 때문이다. 나도 중학교 사춘기 때에 강박증이 심해졌고, 자살에 대한 생각도 중학교 시절 가장 많이 했다. 나이도 어렸고 강박증이 처음으로 일상생활에 직접적으로 지장을 주기 시작한 시기였다. 또한 강박증이라는 병을 앓고 있다는 사실조차 인지를 못 하고 있었던 시기였다. 따라서 앞으로 나아질 거라는 희망이 아예 없었고 주위에 누구도 나를 이해해주지 못했던 시기였기에 우울감이 더욱 컸었다.

만약 당신 주위에 강박증 환자가 있다면 무엇보다도 절대적인 공감이 필요하다. 당신에게는 이해할 수 없는 것들이 강박증 환자에게는 엄청나게 중요한 것이기 때문이다. 그래서 그들의 눈높이에서 최대한 이해하면서 하나씩 고쳐나갈 수 있도록 도와주어야 한다. 무작정 이상한 눈초리로 보거나 무조건 참으라고 윽박지르면 오히려 상황을 악화시킬 수 있다. 타인의 눈으로 보기에는 아무것도 아닌 것들이지만 강박증 환자에게는 그 문제가 이 세상 그 무엇보다 커 보이기 때문이다.

나는 중학교 때 공부에 대한 강박증이 특히 심했다. 전교 1, 2등 성적을 지녔기에 주위의 관심이 컸었고 나도 항상 잘해야겠다는 부담감이 심했다. 그래서 집중해서 공부를 해야 한다는 심적 압박감이 컸다. 누구나 하루 24시간이 똑같이 주어졌기 때문에 남들보다 더 잘하기 위해서는 집중력이 무엇보다 중요하다고 생각했다. 즉 '성적=집중력 싸움'으로 여겼다. 그래서 집중력에 방해가 되는 것들은 무조건 없애거나 바꾸려고 하였다. 문제는 계속 없애고 바꾸어도 또 새롭게 내 집중력을 방해하는 것들이 생겨났다는 사실이다.

예를 들면 의자 높이, 의자 등받이, 의자 각도, 스탠드 조명, 책상 높이, 샤프심 굵기, 샤프 굵기, 샤프 무게 등 이었다. 지금 생각하면 아무것도 아닌 것들인데 그 당시에는 그게 내 머릿속을 떠나지 않았다. 의자 등받이가 불편하다는 느낌을 받으면 그다음부터는 집중이 잘되지 않았다. 그래서 또 다른 의자를 구매했다.

나와 함께 살고 있는 가족들은 내가 이상한 것에 신경을 쓴다며 핀잔을 주었다. 이상한데 신경 쓰지 말고 공부에 집중하라고 했지만 나는 도저히 집중할 수가 없었다. 4시간 앉아 있으면 10분 남짓 겨우 집중하는 정도였다. 그래서 힘들다고 어머니께 하소연하면 또다시 구박이 날아왔다.

이러한 일상이 반복되니 매사에 의기소침해져서 공부 이외의 다른 것들도 다 하기 싫어졌다. 잘하던 운동, 게임이 즐겁지 않았다. 학교에서도 말수가 줄어서 선생님들이 내가 변한 것 같다고 1

대1 상담을 받기도 하였다. 어느 날 집에 와서 또다시 어머니께 구박을 들었다. 더는 힘이 없었다. 그날 나는 어머니 몰래 베란다 창문 위로 올라갔었다. 창문을 열고 창문 아래를 살펴보았는데 그 순간 너무 무서웠다. 그 위에서 한참을 내려다보았다. 우리집은 12층이었는데 1층까지 꽤 높아 무서웠다. 내가 여기서 떨어지면 과연 어머니가 나의 고충을 이해할 수 있을까라는 생각이 들었다. 한참을 고민했다. 그러나 역시 너무 무서워서 생각만 하고 그냥 그대로 서 있었다.

1시간 넘게 그렇게 있었던 거 같다. 어머니는 내가 안 보이자 나를 찾다가 베란다 창문을 열고 위에 올라가 있는 나를 발견했다. 그 순간 어머니가 엄청 울었던 기억이 있다. 그리고 그제야 내가 심각하다는 것을 인지하고 병원을 데려갔었다. 그 당시 나는 중학교 3학년 2학기 재학 중이었다. 가톨릭대학교 병원에 가서 한참을 상담하고 강박증이라는 진단을 받았다. 의사 선생님이 약을 처방해주겠다고 하셨는데 정신과 약을 받는다는 데에 거부감이 있어서 약 복용을 거부하고 그냥 집으로 돌아왔다.

약에 대해서는 뒤에서 좀 더 상세히 밝힐 예정이다. 약에 전적으로 의존하는 것은 잘못되었지만 증상이 너무 심할 때 가장 빠르게 호전시켜줄 수 있는 것도 역시 약이다. 그래서 정신과 약이라고 무조건 거부할 이유는 없다. 약을 통해 증상이 호전될 수 있다면 적당히 복용하는 것도 좋은 방법이다.

강박증에는 가족의 역할이 굉장히 중요하다. 특히 강박증은 사춘기 청소년들에게 발생할 확률이 높다. 따라서 정신적으로 어린 나이의 사춘기 청소년들에게는 가족의 역할이 더욱 중요하다. 무작정 환자에게 '하지 말라'거나 '정신 차려라'는 회유와 협박으로는 문제를 해결하지 못한다. 오히려 악화시킬 뿐이다.

양쪽 부모 모두 강박증을 가진 경우에는 자녀가 강박증을 지닐 위험이 20% 정도 된다고 한다. 즉 어느 정도 유전적 영향이 있다는 말이다. 만약 본인이 강박증을 지니고 있고 자녀가 강박증 환자라면 본인의 아팠던 과거를 반추하면서 자녀의 아픔에 공감해줄 수 있을 것이다. 그리고 강박증에 대한 지식도 해박하여 치료과정에 도움을 줄 수도 있다. 하지만 가족 중 누구도 강박증 환자가 아닌데 특정 자녀가 강박증 환자라면 문제가 될 수 있다. 환자가 강박증을 지니고 있다는 사실조차 알지 못하고 뒤늦게 병을 인지한다고 하더라도 치료과정에서 공감과 지지를 못 하면 오히려 환자를 힘들게 할 수 있다. 나 역시 가족 누구에게도 내 병을 인정받지 못해서 힘들었던 경험이 있다. 나는 너무나 힘든데 나와 가장 가까운 가족은 단순히 신경과민 또는 의지 부족으로 일축했기 때문이다. 그래서 강박증 환자의 가족이 환자를 위해 해야 할 것을 정리해보았다.

첫째, 가장 중요한 것은 병을 있는 그대로 받아들이고 이를 이해하고자 하는 노력이다. 강박증 환자들은 대개 자신의 병을 숨기려고 해서 병원을 찾기까지 평균적으로 초기 발생 이후 5년 이상이 걸린다고 한다. 이 기간 환자들은 많은 시행착오를 겪으면서 좌절하고 병은 더욱 심각해진다. 따라서 가족은 강박증이라는 병을 빠르게 인지하고 되도록 빨리 병원에 데려가 전문의의 진단과 치료 하에 문제를 해결하는 것이 필요하다. 우리 아이가 정신병에 걸렸을 리 없다며 부정할 경우 병이 더욱 심해질 수 있다.

둘째, 지속적으로 환자와 치료과정을 응원하고 긍정적인 태도로 지지하는 모습이 필요하다. 강박증 환자들은 일상생활의 작은 변화에도 극심한 스트레스를 받는다. 따라서 치료과정이 순탄치 못할 수 있다. 치료를 위해서는 단계적으로 시간과 인내심을 가질 필요가 있다. 가족들이 조급해하며 약은 왜 효과가 나타나지 않느냐며 치료되기를 강요하거나 재촉하는 것보다는 최대 몇 달 정도는 인내심을 갖고 기다려야 한다. 환자의 증상이 호전되기까지 아직 시간이 더 필요한데 가족들이 높은 기대치를 걸고 환자에게 접근한다면 이는 환자에게 심한 부담감과 스트레스가 되어 치료에도 부정적인 영향을 미칠 수 있다.

셋째, 강박증으로 인해 환자가 받는 고통이 어떠한 것인지 알고 공감하는 자세가 필요하다. 이를 위해서는 가족들이 자발적으로 강박증에 대해서 공부를 해야 한다. 강박증 환자들의 강박 사고와 강박 행동은 몇 가지 유형으로 분류되기에 공부한다면 충분히 그들의 내면을 이해할 수 있다. 강박증이 개인에게 견디기 어려운 고통을 주고 있고 환자가 이를 버텨내고 있음을 알고 공감할 수 있어야 장기적인 치료에 도움을 줄 수 있다.

넷째, 환자의 기분을 항상 좋게 해주도록 노력해야 한다. 스트레스는 강박증에 악영향을 끼친다. 집안 분위기를 항상 밝게 유지해서 환자가 스트레스를 받지 않고 기분 좋은 마음을 갖도록 환경을 조성해야 한다.

가족이 빠르게 환자의 병을 인지하고 올바른 방법으로 치료에 도움을 준다면 증상 호전에 큰 도움이 될 것이다. 강박증 환자는 무엇보다도 자신의 병을 이해해주고 기댈 수 있는 주변인을 원한다는 것을 기억하자.

# 추락하는
# 나의 성적

중학교 시절 나의 강박증은 모두 성적과 관련된 것들이었다. 성적을 더 잘 받기 위한 나만의 이상한 강박 사고, 강박 행동이 대다수였다. 대표적으로 공부를 할 때 집중력 향상을 위한 나만의 주문의식, 공부를 위한 도구 및 공부 환경 조성, 시험시간에 집중력 향상을 위한 주문의식 또는 기도 등 이었다.

나의 강박증은 중학교 2학년 겨울방학에 특히 심했다. 중학교 3학년이 되기 전 마지막 방학이라는 부담감에 굉장히 공부를 열심히 했었다. 그 당시 목동에 있는 유명한 H학원을 다녔다. 학원비도 고액이었지만 무엇보다 시험을 통해 어느 정도 실력을 갖춘

학생들만 들어갈 수 있는 학원이라 나의 부담감은 상당했다. 내 인생을 통틀어 가장 열심히 공부했던 시기가 바로 중2 겨울방학 기간이었다. 덩달아 강박증도 심해졌었다. 그래도 그때까지는 어떻게든 견디며 공부를 할 수 있었다. 문제는 중학교 3학년 이후였다. 겨울방학 동안 열심히 공부해서 실력이 급상승한 경험이 있었기에 더욱 욕심을 냈다. 그래서 목표로 하는 고등학교를 외국어고등학교에서 과학고등학교로 상향 조정하고 과목별 전담 고액 과외를 받았다. 그때 공부에 대한 스트레스를 심하게 받으면서 강박증이 악화되었고, 공부에 더는 집중하기 어려운 정도가 되었다. 내 눈에 거슬리는 무언가가 있으면 집중을 할 수가 없었다. 거슬리는 무언가가 생기면 곧 이를 해결했다. 하지만 곧이어 또 다른 거슬리는 무언가가 나타났다. 끊임없이 무엇인가가 생겨나고 사라지고를 반복하면서 마치 늪에 빠진 것 같았다. 발버둥 칠수록 더 깊이 빠져드는 늪처럼 나의 강박은 나날이 심각해져 갔다. 그러다 보니 나의 성적은 바닥으로 떨어지게 되었다.

강박증은 시험을 칠 때도 문제가 되었다. 원래 나는 시험을 보기 직전 기도를 했었다. 이번 과목에서 하나님의 지혜를 통해 시험에 최선을 다해 볼 수 있도록 해달라고 간단히 기도했다. 강박증이 심하지 않을 때는 간단하게 30초 정도 기도를 하고 시험에 임하였기에 아무런 문제가 되지 않았다. 기도를 하면 힘이 나고 자신감이 붙어서 긍정적인 효과가 나타났다. 하지만 강박증이 심해지자 기도도 강박적으로 반복하게 되었다. 예를 들어 갑자기 좀 막히는 문제가 나타나면 기도를 하였다. 한 번 하면 느낌이 이상해서 또 하는데 그래도 기분이 이상하면 또 했다. 나중에는 특정 숫자만큼 반복해 기도하지 않으면 기분이 불편하고 이상했다. 예를 들어 행운의 숫자 7인 7번만큼 반복적으로 기도를 해야 했었다. 조금만 막히는 문제가 나타날 때마다 7번씩 기도를 하니 당연히 문제를 제대로 풀 수가 없었다. 시험시간은 제한되어 있는데 나는 문제를 푸는 중간 중간에 기도하다 보니 시험시간이 부족했다.

중학교 3학년 때부터 성적이 떨어지기 시작했다. 학교 내신이 처음으로 전교 2등 밖으로 넘어가서 1학기 기말고사 때에는 전교 3등을 하였고, 2학기때는 전교 8등까지 떨어졌다. 이렇게 그나마 성적이 유지된 것도 중학교 2학년 때 중학교 3학년 과정을 미리 선행했기에 어느 정도 유지된 것이었다. 학교 성적뿐만 아니라 목표로 하는 고등학교도 가지 못했다. 원래 서울 상위권 외국어고등학교는 충분히 갈 실력이었는데 과학고등학교를 목표로 공부하다 강박증이 심해져 공부를 거의 하지 못해 서울권 외국어고등학교가 힘들게 되었다. 그래서 차선책으로 경기권 고양시에 있는 외국어고등학교에 입학하게 되었다. 물론 경기권 고등학교에 입학한 것도 꽤 훌륭한 성과였다. 하지만 나와 함께 공부했던 주변

친구들이 과학고등학교 또는 서울권 외국어고등학교에 진학하는 모습을 보면서 상대적으로 많이 괴로웠다. 또한, 주변에서 성적이 왜 떨어지느냐고 자꾸 묻는 게 심적으로 힘들었다. 학교 선생님, 학원 선생님, 부모님, 친구들이 모두 나를 걱정스런 눈빛으로 바라보았다. 그런 말을 들을수록 점점 더 주눅이 들 수밖에 없었다. 예전에는 놀 거 다 놀면서 조금만 공부해도 성적이 잘 나오는 학생이었는데 이제는 하루 종일 책상 앞에 앉아 있어도 예전보다 성적이 떨어지는 학생이 되어버렸다. 나는 등하교 버스, 학교 쉬는 시간, 점심시간에도 오로지 책상에 앉아서 공부만 하려고 했다. 하지만 강박증으로 인해 집중이 잘되지 않았다.

나의 증상은 고등학교에 가서 더욱 심해졌다. 고등학교가 고양시에 있었기에 서울에 살았던 나는 기숙사 생활을 했다. 낯선 환경, 낯선 친구들이었고 학생들 수준도 중학교 때보다 훨씬 잘하는 친구들이었다. 처음에는 경기권 고등학교라는 생각에 내가 충분히 이길 수 있다고 생각했으나, 친구들의 실력이 만만치 않았고 나의 강박증이 심해져 공부를 제대로 못 하는 시간이 많았다. 결국 나의 성적은 전체 등수 중하위권을 맴돌았다. 너무 힘들어서 하루에도 몇 번이나 울었던 기억이 있다. 친구들 앞에서는 창피해서 마음껏 울지 못하고 기숙사 화장실이나 아무도 없는 교실에서 펑펑 울었다. 어머니께 전화로 하소연했던 기억도 있다. 어머니가 담임선생님께 나의 증상을 말하고 도움을 요청했지만, 담임선생님도 딱히 뾰족한 방법이 없어서 몇 번 1대1 상담을 한 게 전부였다.

고등학교 때 특히 힘들었던 점은 중학교 때에 비해 시험이 늘어났다는 점이다. 우선 중간, 기말고사 과목 수가 늘었고 3, 6, 9, 12월에 전국 모의고사를 보았다. 수행평가 때문에 중간중간에 쪽지 시험도 자주 보았다. 항상 시험 스트레스를 달고 살았다. 그래서 다음 날 시험이 있으면 전날 불안해서 견딜 수가 없었다. 특히 시험 전날에 무언가 불편한 게 있으면 꼭 그것을 해결하기 위해서 강박 행동을 했다. 예를 들어 지금 쓰고 있는 샤프가 불편한데 내일 시험이 있으면 내가 원하는 샤프를 사기 위해 고양시에서 서울 대형 문구점까지 밤 11시 야간자율학습이 끝나고 빨간 버스를 타고 다녀왔다. 시험을 볼 때도 반복적인 기도하느라 집중이 되지 않았다. 또한, 중학교 때랑 비교해서 고등학교 때는 성적 결과를 비교하는 문화가 더 심했다. 시험을 본 이후, 서로의 성적을 공유하는 게 일상이었다. 외국어고등학교였기에 친구들의 실력이 좋아서 내가 친구들보다 성적을 낮게 받았다는 데에 또 한 번 상처를 받았다. 지금 생각해보면 악습인데 성적을 잘 받는 친구들의 점수를 학교에서 벽지에 붙였다. 전교생 500명 중에 전교 100등까지 학생들의 이름과 반, 점수를 1등부터 나열했었다. 학교에서는 더욱 자극을 받아 열심히 하라는 의도였지만 나에게는 100등 안에 이름이 없는 나 자신이 견딜 수가 없었다. 그래서 다음 시험을 더 잘 보기 위해서는 강박증을 해결해야 한다고 각오를 다졌다.

강박증을 해결하면 당연히 성적이 올라야 하는데 내가 생각하는 강박증 해결 방법에는 문제가 있었다. 지금이야 강박증에 관련한 책과 인터넷으로 정보를 찾아보고 공부를 하면서 정신건강의학과에 대한 편견도 줄어들어 병원 진료도 받으며 치료를 적극적으로 할 수 있다. 하지만 약 15년 전만 하더라고 강박증에 대해 공부할 수 있는 자료가 거의 없었다. 스마트폰도 없어서 인터넷을 볼 수도 없었다. 인터넷을 하려면 컴퓨터를 이용해야 하는데 아침 7시부터 저녁 11시까지 교실에서 생활했기에 컴퓨터를 이용할 수도 없었다. 내 나름대로 강박증을 없애려고 시도했지만, 오히려 내가 시도했던 방법은 강박 행동을 더욱 악화시키는 것이었다. 강박 사고가 났을 때 강박 행동을 최대한 빨리하면 그 순간 불안감이 줄어들고 잠시나마 강박증에서 벗어날 수 있다. 물론 또 다른 강박 사고가 생기겠지만 그전까지는 잠시 해방감을 맛볼 수 있다. 그리고 강박 행동을 계속하면 결국에는 강박 사고를 없어진다고 생각했다. 예를 들어 샤프에 대한 불편한 강박 사고가 계속 생겨서 나는 더 내 손에 맞는 샤프를 강박적으로 계속 구매를 했었다. 이렇게 구매한 샤프가 100여 자루가 훌쩍 넘었다. 그래도 이런 식으로 계속 샤프를 구매하다 보면 언젠가는 내 몸에 100% 맞는 샤프를 선택하게 되어 더는 강박 사고를 안 하리라 생각했다.

　나의 시도는 무참히 실패했다. 아무리 강박 행동을 빠르게 열심히 해도 강박 사고는 멈추지 않았다. 비슷하지만 조금씩 변이된 형태의 강박 사고가 계속 내 머릿속을 어지럽혔다. 나중에는 머리가 터져버릴 것만 같았다. 강박 사고가 너무 많아서 아무것도 안 해도 금방 피곤해졌다. 당연히 스트레스 지수가 엄청 높았고 그와 반대로 나의 성적은 계속해서 하락했다. 그 당시 항상 온몸에 땀이 흥건했다. 스트레스가 너무 높아 가만히 있어도 온몸에 땀이 흘렀다. 얼굴도 노래져서 친구들이 걱정했다. 학교에서도 항상 우울하고 친구들과도 어울리지 못했다. 문제는 부모님과 떨어져 지냈기에 이런 나를 누구도 돌봐주지 못했다는 점이다. 그냥 소극적이고 조용한 아이로 일관하고 나를 내버려 두었다.

　고등학교 2학년 여름에 친할머니가 돌아가셨다. 암이 발견되어 급하게 수술을 받았는데 수술후유증으로 갑작스럽게 돌아가셨다. 친할머니가 돌아가셨기에 학교를 결석하고 2박 3일 동안 장례식에 참석하게 되었다. 2박 3일 동안 장례식에서 가족, 친척들과 시간을 보냈는데 그 당시 나의 상태는 최악이었다. 강박증이 너무 심해져서 한눈에 봐도 아이가 정상으로 안 보였다. 친척들도 부모님께 나에 대해서 말을 한 듯했다. 장례식을 마치고 바로 서울대학교 정신건강의학과에서 검사를 받았다. 중학교 3학년 때 처음 가톨릭대학교 정신건강의학과에 갔을 때 정신과 약에 대한 편견으로 진료를 거부한 지 2년이 지난 시점이었다. 서울대학교 정신건강의학과 권준수 교수님께 진단을 받고 약물 복용과 인지행동치료를 병행하게 되었다. 그 후로 강박 증상이 빠르게 호전되어 공부에 집중할 수 있게 되었다. 이후 고등학교 2학년 2학기부터 성적이 급상승하게 되었다. 친구들과 선생님들 놀랄 정도였다. 모의고사를 보면 전교 30등 안에 들었다. 원래 전교 300등 아래였던 내가 불과 몇 개월 만에 반에서 성적이 급상승한 것이었다. 더군다나 표정도 밝아지고 적극적인 성격을 되찾아 친구들 사이에서도 인기가 높아졌다. 갑자기 사람이 바뀌었다는 말을 종종 듣곤 하였다.

병원에 조금 더 빨리 가지 못한 게 아쉬울 뿐이었다. 독자분들 중에서도 강박 증상이 생기면 숨기기보다 주변에 빨리 알리고 병원 치료를 받길 바란다. 정도의 차이는 있지만 약 2%의 사람이 강박증을 겪는다고 한다. 현대인의 흔한 질병이 되었기에 창피하다고 생각할 이유가 없다. 오히려 강박증은 한 곳에 집착할 정도로 굉장히 집중하는 성격을 지녔기에 잘 컨트롤한다면 특정 분야에서 뛰어난 천재가 될 수 있다. 실제 역사적으로 유명한 위인들 중에 강박증 환자들이 꽤 많다. 아마데우스 모차르트, 레프 톨스

토이, 메간 폭스, 아만다 사이프리드, 데이비드 베컴 등의 유명인들도 강박증이 있다고 알려져 있다. 따라서 이 책을 읽는 독자분들은 강박 증상에 대해서 솔직하고 당당해지는 한편 올바른 치료법으로 빠르게 치료를 받아 강박증을 오히려 본인의 강점으로 전환 시키기를 바란다.

# 제2장

# 진료를

## 받다

# 강박증을 병이라고
# 드디어 인정하다

고등학교 2학년 여름 나는 완전히 지쳐 있었다. 무더운 여름이었지만, 우리 학교는 방학조차 없었다. 방학 때에도 특별 수업과 자율학습이 이어져서 끊임없이 공부 스트레스에 시달려야 했다. 더욱이 학기 때보다 수업시간이 줄어든 대신 자율학습 시간이 더 늘어나 칸막이 책상에 혼자 앉아 있는 시간이 많았다. 그러다 보니 그에 따라 강박 사고가 더욱 심해졌다.

수업 4시간, 자율학습 7시간 합치면 하루 10시간이 넘는 시간을 학교에 있게 되었다. 특히 자율학습 시간이 나에게는 곤혹이었다. 학교 도서관 안에 모든 학생이 지정 칸막이 책상에 앉아 공부했는데 말 그대로 나에게는 감옥이었다. 선생님들이 학생들을 감시했기에 마음대로 도서관 밖을 나갈 수도 없었다. 그 답답한 감옥 안에서 나는 책을 펴놓고 강박증과 씨름을 할 수밖에 없었다. 수많은 강박 사고들이 나를 괴롭혔다.

이전 장에서도 말했듯이 그 당시 나의 강박증 해소 방법은 열심히 더 빠르게 강박 행동을 하는 것이었다. 강박증에 대한 지식이 부족했기에 나름 강박증 해결 방법으로 내가 고안했던 방법이었다. 물론 내가 선택했던 방법은 강박증을 더욱 악화시키는 최악의 방법이었다. 강박 사고가 생기면 강박 사고에 따른 불안감을 줄이기 위해 강박 행동을 연거푸 했다. 더 빠르고 확실하게 강박 행동을 해야만 불안감이 줄어들고 이런 식으로 계속 강박 행동을 하다 보면 언젠가는 강박 사고가 없어진다고 생각했다. 그래서 나는 항상 바빴다. 공부와 강박 행동을 학교에서 병행해야 했기 때문이었다. 특히 강박 행동을 친구들 몰래 교묘하게 해야 했었기에 더욱 바쁠 수밖에 없었다. 쉬는 시간은 나에게 가장 바쁜 시간이었다. 감옥 같은 도서관에서 잠시 벗어나 내가 하고 싶었던 강박 행동을 마음껏 할 수 있었기 때문이다. 그 시간에는 도서관 내 자리 책 정리를 해서 대칭으로 바꾼다던가, 문방구에 가서 내 손에 딱 맞는 펜을 산다던가, 교복을 바꿔서 입고 온다던가. 이와 같은 강박 행동을 했었다. 친구들은 쉬는 시간에 매점에 가거나, 운동장에 나가서 신나게 자유를 만끽하며 놀고 있을 때 나는 강박 행동을 하느라 혼자서 분주했다.

공부에 집중을 제대로 못 하니 성적은 계속 떨어졌다. 그 당시 내 성적은 중하위권 정도였다. 전교생 500명 중에 300등대였다. 성적뿐만 아니라 항상 스트레스가 심하다 보니 땀이 많이 나고 얼굴이 노래지는 증상이 나타났다. 성격도 소심해져서 친구들 사이에서 한마디도 못 하고 가만히 있곤 했었다. 공부하랴, 강박 행동하랴 모든 것이 힘들고 지쳐 있었다. 한눈에 봐도 피곤과 스트레스에 찌든 아이로 보였다.

앞에서도 언급했듯이 그때 친할머니가 갑작스럽게 돌아가셨고 나의 강박 행동은 장례식장에서도 이어졌다. 사람들이 말을 걸면 눈도 마주치지 못했고, 무언가 물어봐도 대답을 제대로 하지 못했다. 친척들은 내가 중학교 때 성적도 좋았고 외국어고등학교까지 다닌다는 말에 나에게 많은 관심을 가졌다. 그래서 내게 다가와 말을 걸었는데 나의 반응이 남들과 다르다고 생각했는지 부모님께 나에 대해 걱정의 말을 했다. 그제야 부모님도 나의 심각성을 인지했다.

장례식을 마치고 부모님과 상의 후 병원에 가게 되었다. 처음

정신건강의학과에서 치료를 받기 위해서는 사전 검사를 해야 했다. 그래서 학교를 조퇴하고 하루 종일 병원에서 검사를 받았다. 처음에는 두렵고 창피한 기분이 들었다. 서울대학교 정신건강의학병동에 들어가는 것조차 창피했다. 혹시 아는 지인이 서울대학교 병원에 들렀다가 나를 발견하면 어쩌나 주변을 살피며 살며시 들어갔다.

그래도 기분은 좋았던 기억이 있다. 병원 진료를 받으면 증상이 호전되어서 나의 삶이 좋아질 거라는 희망이 생겼기 때문이었다. 사실 그 당시 나는 아침에 눈을 뜨면 강박증과 함께 힘든 하루를 또 시작해야 한다는 공포가 있었다. 밤에 자는 시간이 가장 행복했고 아침에 눈 뜨는 시간이 가장 불행했다. 이제 그러한 일이 좀 줄어들 수 있겠다라는 희망이 있었다.

결론적으로 말하면 병원을 다닌 이후 치료를 받으면서 나의 증상은 빠르게 호전되었다. 병원 치료 이외에 우연한 기회로 마음가짐을 바꾸게 되었는데 새로운 마음가짐도 증상 호전에 큰 도움이 되었다. 매사에 불행했던 내가 하루하루가 행복해졌다. 친구들과의 관계도 좋아졌고 성적도 상승하였다. 이후 장들에서는 강박증 치료를 받은 이후 긍정적인 방향으로 빠르게 변했던 나의 심리와 행동에 대해서 살펴볼 예정이다. 혹시 치료를 머뭇거리고 있는 독자분이 있다면 빨리 병원 치료를 받으라고 다시 한번 권하고 싶다. 강박증은 절대 부끄러운 병이 아니며 치료를 통해 충분히 정상적인 생활이 가능한 질병이다.

# 02

# 약물치료와
# 인지행동치료를 받다

병원 진료는 크게 약물치료, 인지행동치료로 나뉘었다. 약은 렉사프로를 매일 일정량을 복용하였다. 렉사프로는 알약 형태로 나왔는데 주기적으로 의사 선생님과 상담 후 복용량을 결정했다. 증상에 따라 주기적으로 약을 조금씩 늘리거나 줄였다. 내가 먹었던 양은 다른 강박증이 심한 환자들에 비해서는 소량인 편이었다. 나보다 훨씬 심한 환자들은 아예 밖을 출입하기 힘들어하거나 대인관계가 어려운 경우도 있었다. 이런 환자들은 다량의 약물치료와 입원 치료를 병행하였다. 다행히 나는 입원까지는 할 정도로 심하지 않았기에 일정량의 약물만 복용했다.

세로토닌은 사람의 뇌 속에서 수용체와 결합해 불안감을 조절하는 대표적인 신경 호르몬 중 하나로, 세로토닌의 분비량이 적거나 붙어 있어야 하는 수용체에서 빨리 소실될 경우 '세로토닌 수용체의 밀도'가 낮아지기 때문에 '강박증'이 나타날 수 있다고 했다. 따라서 뇌세포 뉴런들이 서로 연결되는 부위에 부족한 세로토닌을 충분히 존재하도록 해주면 강박 증상이 호전될 수 있다. 이런 작용을 하는 대표적 약물군이 선택적 세로토닌 재흡수 차단제(SSRI)이며, 렉사프로가 이에 속한다. 나는 렉사프로를 하루에 적게는 10mg, 많게는 40mg 정도 복용했다. 물론 복용량은 의사 선생님과 충분히 상의 후에 결정했다. 병원은 1개월에 한 번 정도 방문해서 의사 선생님과 상담 후 새로 약을 처방받았다. 학교에서 수업과 야간자율학습에 지쳐 있었던 시기라 1개월에 한 번 조퇴하고 병원 가는 날이 기다려지기도 했었다. 낮에 버스를 타고 서울까지 가면 학교 교실 안에서 속박되어 답답했던 마음이 뻥 뚫리는 느낌이었다.

약을 복용하면서 증상이 꽤 많이 좋아졌다. 물론 강박증이 완전히 없어지지는 않았다. 그러나 강박증으로 인한 불안감의 정도가 이전보다 많이 줄어 강박 행동을 하지 않고 참을만한 힘이 생겼다. 예를 들면 이전에는 공부를 하다가 펜이 불편하다는 느낌이 들면 불안해서 견딜 수가 없었다. 비합리적 생각이라고 스스로 알고 있었지만, 이 펜으로 공부하다가는 안 좋은 일들이 연달아 생겨 결국에는 실패할 거라는 불안감이 계속 들었다. 좀 더 구체적으로 그 당시 사고를 설명하면 다음과 같다.

불편한 펜으로 공부한다. » 그 불편함 때문에 공부의 효율이 조금 떨어진다. » 공부 효율 저하가 누적되어 결국 성적에 영향을 미친다. » 명문대에 입학하지 못한다. » 취업에 실패한다. » 결혼에 실패한다. » 인생이 힘들어진다.

다소 비합리적이고 과대망상적인 생각이지만, 자꾸 이런 생각이 들었다. 나 스스로도 논리적으로 비약이 있다는 것을 알았다. 그런데도 자꾸 이런 연쇄적인 생각이 들고 불안했기 때문에 어쩔 수 없이 다른 펜을 구매하는 강박 행동을 했던 것이다. 하지만 약을 복용한 이후에는 이러한 연쇄적인 생각과 불안감이 이전보다는 줄어들었다. 그래서 그 불안감을 이기고 공부에 집중할 수 있었다. 그 불안감을 이기기 위해서는 다른 데에 더 신경을 써야 했기에 공부에 더욱 집중하려고 노력했다. 책의 내용에 완전히 빠져들면 강박 사고가 안 떠오를 수 있었기 때문이었다. 음악을 듣는 것도 좋은 방법이었다. 수학 공부를 할 때는 음악을 들으면서 해도 효율이 괜찮았기에 강박 사고로 인한 불안감이 들 때마다 음악을 크게 틀고 수학 공부에 매진했다. 덕분에 다른 과목들에 비해 수학 공부량이 훨씬 많았고 수능 때 수리영역에서 만점을 받을 수 있었다.

약물치료와 함께 인지행동치료도 병행하였다. 인지행동치료는 병원에서 선생님들, 다른 환자들과 그룹으로 진행했다. 일주일에 한 번씩 만나 자신들의 증상을 서로에게 공유하고 노출훈련, 반응 방지 훈련, 인지재구성 훈련을 하였다. 인지행동치료의 가장 큰 장점은 나와 같은 처지의 환자 동료들이 있어서 서로 공감을 해줄 수 있고, 치료 선생님들의 도움으로 체계적으로 훈련을 할 수 있다는 점이다.

치료 동료들은 서로 각기 다른 강박 증상이 있었다. 청결에 대한 강박증, 뾰족한 물체에 대한 강박증, 외모에 대한 강박증 등 이었다. 한 예로 나와 함께 치료를 받았던 형은 다음과 같은 외모에 대한 강박증이 있었다. 그 당시 20대 후반의 아이돌처럼 곱상하게 생겼던 형이었다. 본인이 외모에 대한 강박증이 심해 하루 종일 거울을 보게 된다고 말했다. 어렸을 때부터 잘생긴 외모로 인해 이성들로부터 인기가 많았는데 그로 인해 외모에 문제가 생기면 이성으로부터 사랑을 받지 못할 거라는 불안감이 있다고 했다. 이 형의 강박 사고는 외모가 변할 거 같다는 불안감이었다. 그래서 외모가 혹시나 변하지는 않았을까 하루 종일 거울을 본다고 했다.

심지어 외모 각 부위를 자로 측정하고, 크기가 바뀌었는지 확인도 하였다. 여자친구와 헤어지는 일이 발생하면 본인의 외모가 못생겨져서 그렇게 된 거라고 자책했다. 그리고 외모에 대한 주술적인 주문을 하루 종일 속으로 외치는 강박증도 있었다. 예를 들어 자신의 생식기가 크다라는 주문을 매일 수백 번 외쳐야 실제 생식기의 크기가 작아지지 않을 거라는 강박증이 있다고 했다. 나로서는 이해하기 힘든 사고였다. 고등학생이었던 그 당시에는 외모에 대해서 별로 관심이 없었을 때라서 그 형의 외모에 대한 집착과 강박 사고, 강박 행동이 너무 우스웠다. 그래서 그 형이 자신의 증상을 공유할 때는 너무나 웃겨서 웃음을 참으려고 노력했던 기억이 있다. 간혹 너무 웃음을 참기 힘들어서 엎드려 자는 척하면서 숨죽여 웃었던 적도 있다. 그런데 재밌는 사실은 나도 대학교에 입학한 이후 이성과 외모에 관심이 많아지면서 20대 초반에 외모에 대한 집착과 강박증이 생겼다. 그리고 그 당시 그 형이 했었던 외모 변화에 대한 불안감이 나도 생겼다. 그래서 매일 거울을 보고 매일 신체 사이즈를 측정하고 그래도 불안해서 성형외과, 피부과에 반복적으로 방문하기도 했었다.

인지행동치료는 크게 노출훈련, 반응 방지 훈련, 인지재구성으로 구성되었다. 그때 배운 방법은 지금도 스스로 하면서 강박증을 이겨나가고 있다. 우선 노출훈련은 일부러 강박증이 발생하는 상황에 노출 시키는 방법이다. 예를 들어 청결 강박증이 있는 환자는 일부러 오염된 사물을 접하도록 하는 것이다. 물론 노출훈련 초기에는 굉장히 불안하겠지만 반복적으로 노출을 하면 아래 차트와 같이 처음보다 불안감이 점점 줄어들어 결국에는 불안감이 거의 사라지는 효과가 있다. 왜냐하면 강박 사고로서는 노출을 당하면 극도로 위험한 상황이 와야 하는데 실제로 반복적으로 노출을 당해도 그다지 위험한 상황이 오지 않기에 불안감이 점점 경감되는 것이다. 주의해야 할 점은 처음부터 너무 어려운 증상부터 훈련하기보다는 상대적으로 쉬운 증상부터 서서히 해야 한다는 점이다. 너무 힘든 것부터 바로 시작하면 환자가 치료를 아예 거부할 수도 있다.

반응 방지 훈련은 강박 사고에서 비롯된 불안감이나 불편함을 경감시키는 강박 행동을 제한하는 훈련이다. 노출훈련과 병행되어야 하는 훈련이다. 예를 들어 청결 강박증 환자가 오염된 사물을 만진 후 일정 시간 동안 손을 안 씻어보는 훈련을 하는 것이다. 처음에는 손 안 씻는 행위를 5분 동안만 제한하다가 점차 10분, 20분, 1시간으로 이렇게 같은 방법으로 강박 행동을 참는 시간을 늘려나갈 수 있다. 반응 방지 훈련을 할 때는 긴장을 풀고 온몸을 이완한 상태에서 '불편함을 인내하겠다' 혹은 '불편함을 그냥 느끼겠다'라는 마음가짐으로 그대로 두어야 한다. 즉 아무것도 안

하고 그냥 쉬겠다라는 마인드가 있어야 한다. 반응 방지가 점차 불편하게 느껴지지 않는다면, 강박 사고가 개선될 만큼 충분히 자신의 습관적인 강박 행동을 저지할 수 있게 될 것이다.

인지재구성은 자신의 강박 사고를 평가하는 과정에서보다 객관적인 인지적 평가를 대안으로 찾아내고 이에 따라 자신의 사고와 행동을 더 잘 통제하면서 불안감을 줄이는 훈련이다. 이 방법은 다음과 같은 두 단계의 과정으로 이루어진다.

○ 선행사건과 상황을 파악한다. 그 후 떠오르는 강박 사고를 파악하고 그 사고와 관련된 그릇된 믿음과 인지적 오류를 파악한다.
○ 긍정적인 자기 말을 통해 인지적 오류와 그릇된 믿음에 반항한다.

청결 강박증을 예로 들면 첫 단계는 다음과 같다.

선행사건: 공공건물의 현관 손잡이를 만짐.
강박 사고: 수많은 사람이 더러운 손으로 이 손잡이를 만졌을 텐데 세균이 옮으면 어떡하지?
그릇된 믿음: 손을 철저히 씻지 않으면 큰 병에 걸릴 거야.

**인지적 오류:** 위험에 대한 과대평가.

이어서 두 번째 단계를 다음과 같다.

**인지적 오류:** 위험에 대한 과대평가.

**그릇된 믿음:** 나쁜 일의 발생에 빨리 대처하지 않으면 커다란 위험에 빠질거야.

**긍정적인 자기 말:** 나쁜 일이 일어날 가능성은 실제로 내가 생각하는 것보다 훨씬 미비해. 손을 안 씻어서 병에 걸릴 확률은 길을 가다가 번개에 맞을 확률만큼 낮아. 그러니 안심하고 손은 천천히 씻어도 돼.

이러한 전략을 사용하면, 강박 사고가 일어났을 때 그 힘을 감소시킬 뿐만 아니라, 문제가 되는 생각을 없애기 위한 강박 행동을 하고 싶은 욕구를 감소시키는 데 도움이 될 것이다.

이번 장에서는 내가 병원 진료를 받았던 경험을 중심으로 약물치료와 인지행동치료에 원리와 효과에 대해서 간단히 살펴보았다. 병원 진료를 아직 받지 않은 환자들의 경우 나의 경험을 참조하여 치료를 시작하면 보다 편하고 익숙하게 치료를 받을 수 있을 것이다.

# 03

# 망하면 어때?

강박증의 가장 큰 원인은 역시 완벽주의다. 완벽한 결과를 바라기 때문에 강박 사고가 계속 생기고 그로 인해 강박 행동을 하는 것이다. 예를 들어 청결 강박증이 있는 환자는 100% 청결을 목표로 한다. 그래서 미세한 오염 물질이라도 몸에 있으면 안 된다는 생각에 강박적으로 손 씻기를 무한정 반복한다. 사실 몸이 100% 깨끗할 수는 없다. 오염 물질이 묻어 있기 마련이고 일상생활에 큰 문제가 되지 않는다. 그러나 청결 강박증 환자들은 티끌만 한 오염도 허용하지 않기 때문에 강박 행동을 반복하는 것이다.

학창시절 나의 강박증의 원인은 성적에 대한 완벽주의 때문이었다. 시험, 성적, 대학 입시 결과에 대한 내적 압박감이 굉장히 심했다. 100% 완벽한 성적이 나와야 한다는 압박감으로부터 비롯된 강박증이 대부분이었다. 예를 들어 샤프를 자주 바꿨던 강박 행동을 구체적으로 설명하면 다음과 같다.

특정 샤프의 무게가 무겁다. » 무겁다 보니 필기를 할 때 피로감이 쉽게 몰려온다. » 공부에 대한 집중력이 떨어진다. » 성적이 떨어진다.

이런 생각이 들면 가벼운 샤프로 바꾸는 강박 행동을 한다. 그러면 이번에는 다른 생각이 반복적으로 떠오른다. 예를 들면 또 다음과 같다.

샤프의 무게는 가벼워졌지만, 샤프 두께도 얇고 너무 가벼워 필기감이 떨어져서 필기하기가 불편하다. » 필기를 못 하다 보니 암기능력이 떨어진다. » 성적이 떨어진다.

완벽함을 요구하다 보니 이렇게 오만가지 불편한 이유들이 떠올랐다. 그러다보니 자연히 공부에 집중이 안 되었고 성적이 떨어졌다. 한창 힘들었던 때 고등학교 2학년 시절 친할머니 장례식 이후 병원을 다니면서, 주말에는 과외를 받게 되었다. 약을 먹으니 이전보다는 꽤 좋아졌지만 그래도 강박증이 나를 괴롭히던 때였다. 과외선생님은 서울대학교 경영학과 1학년에 재학 중인 나보다 2살 많은 형이었다. 대한민국 최고대학인 서울대학교에 재학 중이고 나랑 나이 차이도 얼마 나지 않아서 내가 무척 좋아했던 과외선생님이었다. 과외를 받던 중 과외선생님께 나의 강박증에 대해서 말했다. 말하기가 창피했지만, 서울대학교에 다니는 형이라면 어떤 해결책이 있을 것 같았다. 과외선생님이 나에게 바로 답을 주셨는데 그 답을 잊을 수가 없다.

"성적 떨어지면 어때? 대학 못 가면 어때? 좀 망하면 어때? 막말로 성적 떨어져서 지방에 있는 대학 간다 해도 너는 너 인생을 그대로 살면 돼. 지방에 있는 대학 가면 주변 사람들의 시선이 안 좋아지긴 하겠지만 내가 내 인생 사는데 왜 남들 시선을 신경 쓰니? 내 꿈이 뭔지 아니? 내 꿈은 가수야. 서울대학교 경영학과에 재학 중이지만 내 꿈은 가수란다. 나는 힙합 가수를 할 거야. 서울대학교 경영학과라는 타이틀을 살려서 어떤 직업을 가질 생각은 없어. 그렇게 공부 스트레스를 받으면 차라리 놀아! 하나님이 너를 세상에 태어나게 한 이유가 고통받게 하려고 태어나게 한 게 아니야. 행복한 인생을 살길 원하실 거야. 공부하기 싫으면 공부하지 말고 그냥 놀아!"

머리를 한 대 얻어맞은 느낌이었다. 전혀 서울대학교 학생이 말할 것 같은 문장들이 아니었다. 나에게 대학 못가도 된다라고 하고 공부하기 싫으면 놀라고 말하다니. 만약 다른 사람이 이런 말을 했더라면 미친 소리하지 말라고 바로 직구를 날렸을 것이다. 하지만 서울대학교에 재학 중인 형이 말하니 왠지 나도 모르게 신뢰감이 생겼다. 그래서 그 형이 하는 말을 믿고 그대로 따라 하기로 했다.

그때부터 나는 강박 사고가 생길 때마다 '망하면 어때?'라는 말을 수십 번 속으로 되뇌었다. 예를 들어 샤프가 불편해서 편한 샤프로 안 바꾸면 공부 집중력에 방해가 될 거 같은 생각이 들면 '망하면 어때?'라고 외쳤다. '공부 집중력 좀 방해되어서 망하면 어때? 좋은 대학 못 가면 어때? 지금 공부를 하는 과정에 가치를 두자!'라고 되뇌었다. 그러자 마음이 훨씬 편해졌다. 성적 결과에 대한 압박이 줄어들자 지금 이 샤프가 좀 불편한 정도는 그냥 참을 수 있을 거 같았다. 이전에는 스카이 대학을 못 가면 인생이 망할 거 같았지만, 설사 못 가서 망하는 상황이 와도 괜찮다고 생각하니 강박 사고가 많이 사라졌다.

이런 식으로 강박증이 생길 때마다 '망하면 어때?'라고 계속 되뇌다 보니 강박증이 조금씩 호전되었다. 어쨌든 결론적으로 강박증의 근본적인 원인은 결과가 완벽하려는 욕구에서 비롯된다. 그 기본 전제를 아예 바꾸니 강박 사고가 많이 줄어들게 된 것이다. 즉, 결과의 완벽성보다는 과정의 가치에 중요성을 두면 되는 것이다. 결과가 설사 망할지라도 그 과정에서 최선을 다했으면 그것으로 가치가 있다고 생각하는 것이다.

이외에도 나는 과외선생님이 '공부 스트레스를 받으면 공부하지 말고 놀아라!'라는 말도 그대로 실천했다. 이전에는 공부가 잘 안 되면 스트레스를 받으면서도 계속 책상 앞에 앉아 있었다. 하지만 그 이후에는 공부가 하기 싫고 잘 안되면 무조건 놀았다. 야자를 하다가도 어떻게든 선생님들 몰래 나가서 운동장에서 친구랑 수다를 떨거나 노래방, PC방, 당구장을 갔었다. 쉬는 시간에는 무조건 놀았고 일요일에는 공부를 일부러 안 했다. 또한 옷, 머리 등 외모 관리를 취미로 삼아 스트레스를 풀었다. 고3이 되면 대부분의 친구들이 외모에 관심을 끊는 거에 반해 나는 고3 때 외모에 가장 많은 관심을 가졌다. 우리 학교는 토요일은 사복을 입을 수 있었기에 나는 토요일에는 한껏 꾸미고 학교에 갔다. 그렇다고 아예 놀기만 한 것은 아니었다. 공부할 때에는 집중해서 공부하였다. 오히려 놀 때 확실하게 노니 공부에 집중이 더 잘 되었다.

갑자기 나의 태도가 변하자 친구와 선생님들이 이상하게 쳐다

봤다. 예전에는 얌전하고 존재감이 별로 없었던 내가 갑자기 너무 튀었기 때문이었다. "갑자기 왜 그러냐, 사람이 변했다, 고3인데 미쳤느냐?" 등의 반응이 쏟아졌다. 그러나 나는 그들의 반응에 신경 쓰지 않고 내 페이스를 유지했다. 강박 사고가 생기면 '망하면 어때?'를 속으로 되뇌며 이겨냈고, 그래도 스트레스가 심해지면 공부를 안 하고 무작정 놀았다. 선생님이 감시를 해도 어떻게든 학교를 빠져나가 놀았다.

결론적으로 내 선택이 옳았다. 이러한 페이스를 유지하자 나의 성적이 갑자기 급상승 한 것이다. 공부 시간의 절대량은 줄었지만, 공부를 적게 하더라도 집중력을 발휘해서 했기 때문에 공부 효율이 높았다. 또한 강박증이 줄어드니 시험 볼 때도 더 집중이 잘되었다. 내신, 모의고사 모두 성적이 급상승하여 외고에서도 상위권 성적으로 발돋움할 수 있게 되었다.

선생님, 친구들 사이에서 내가 천재라는 소문이 돌았다. 당연히 종종 야자 중간에 도망가서 놀고 오고, 토요일에는 머리부터 발끝까지 외모를 치장하고 오니 공부를 전혀 안 하는 아이처럼 보였는데 성적은 또 좋았기 때문이다.

친구들 사이에서도 인기가 엄청나게 높아졌다. 고3이 되면 학교에서 억압적으로 공부를 시키기에 학생들 사이에서 학교에 대한 반감이 꽤 심해진다. 그도 그럴 것이 월요일부터 토요일까지 학교에서 살면서 수업, 야자만 하기 때문이다. 한창 에너지가 폭발할 나이인데 아침 6시에 일어나 학교 가서 밤12시에 돌아오는 삶을 거의 일주일 내내 하기 때문이다. 모두 힘들었지만 학교가 하라니 억지로 할 뿐이었다. 그러나 나는 그러지 않았다. 과외선생님이 말한 대로 공부가 안되면 그냥 놀았다. 학교가 나를 막아도 내 멋대로 놀러 갔다. 한 예로 어버이날 야자를 하는 날이 있었다. 어버이날이니 부모님과 맛있는 저녁 식사를 하고 싶었지만, 밤 11시까지 강제로 야자를 해야 했었다. 또한, 그날이 금요일이다 보니 금요일 저녁은 더욱 부모님과 식사를 하고 싶었다. 그래서 그냥 무작정 야자를 시작하자마자 나와서 버스를 타고 집으로 갔다. 그리고 그날 저녁은 부모님과 즐거운 시간을 보내고, 다음날 토요일 다시 버스를 타고 학교를 갔다. 담임선생님이 무척 화가 나서 혼을 냈지만, 그냥 나는 꾸중을 들었다. 이런 식으로 학교 체제에 반항하는 내가 친구들 사이에서는 영웅처럼 보였던 것이다. 특히 남자 친구들 사이에서 인기가 좋았다.

여자친구들에게도 꽤 인기가 좋았다. 내가 항상 자신감 있는 모습을 보이고 외모에도 신경을 많이 썼기 때문이었다. 고3이면 연애에 관심이 없을 것 같지만 오히려 고3 때 가장 외롭고 힘들기에 연애를 더 많이 한다. 그래서 나에게 관심을 보이는 여자친구들도 꽤 있었다. 그래서 실제 고3 때 여자친구를 사귈뻔한 적도 있었다.

성적에 대한 압박감에 강박증이 심해졌던 학창시절 '망하면 어때?'라는 단순하지만 강력했던 주문은 강박증을 이겨내는 큰 힘이 되었다. 물론 그렇다고 인생을 자포자기하고 진짜 망하라는 게 아니다. 다만 결과보다는 최선을 다하는 과정이 더 중요하다는 뜻이다. 그러면 자연히 좋은 결과로 이어질 것이다. 독자분들도 강박증 때문에 너무 힘들 때는 내가 고등학교 2학년 후반부터 고등학교 3학년 학창시절에 가졌던 '망하면 어때' 마인드를 실천해보길 바란다. 분명 마인드 컨트롤에 큰 도움이 될 것이다.

## 04

## 나날이 좋아지는
## 나의 성적

강박증이 호전되자 성적이 눈에 띄게 향상되었다. 성적에 대한 압박으로 강박 사고와 강박 행동에 시달렸는데 이를 이겨내자 성적도 함께 상승하였다.

그동안 성적이 하락했었던 이유는 강박 사고에 따른 강박 행동을 반복하다 보니 공부에 집중하지 못했기 때문이었다. 강박 행동 한 번은 사실 큰 문제가 되지 않는다. 하지만 한번 강박 사고에 빠져서 불안감을 해소하기 위해 강박 행동을 하다 보면 종일 강박 행동을 하게 되었다. 당연히 공부에 집중할 시간이 줄어들고 자괴감에 빠지면서 성적에 대한 압박감이 심해져 강박 사고가 세지는 현상이 반복되었다. 게다가 강박증은 시험을 칠 때도 좋지 않은 영향을 주었다. 예를 들어 어려운 문제에 봉착하면 반복적으로 주문 또는 기도를 해야마음이 편했다. 가장 난감했던 시험은 듣기 시험이었다. 모의고사 영어 듣기 시험시간에도 나는 주문 또는 기도를 반복적으로 했었다. 듣기 평가 특성상 순간적인 문장 하나하나를 놓치지 않고 들어야 하는데 그 순간에 주문 또는 기도를 반복하고 있으니 당연히 집중하기가 어려웠다.

병원에서 약물치료와 인지행동치료를 받아 이전보다는 강박 사고가 많이 줄어들긴 했지만 그래도 여전히 강박증이 나를 괴롭히고 있었다. 고등학교 2학년 2학기였기에 대학 입시까지 1년 반도 안 남아 있었다. 중학교 3학년 때부터 3년 가까이 나를 괴롭혀 온 강박증을 정말로 이겨내고 싶었다. 그래서 나는 마지막 힘을 다하기로 마음먹었다. 아무리 불안해도 아무리 강박 사고가 머릿속에 떠올라도 강박 행동을 참아보기로 결심한 것이다. 그래서 일부러 이전에 불편했던 행동들을 하나씩 해보기로 하였다. 예를 들어 이전에 사용하기 불편했던 샤프를 다시 꺼내서 하나씩 써보았다. 책상 위를 대칭으로 정리하지 않으면 신경이 쓰였지만, 일부러 지저분하게 해놓고 공부를 하기도 했다. 원래 앉던 의자가 아닌 다른 의자에 앉아서 공부를 해보기도 하였다. 시험시간에 반복적으로 기도를 했었다면 시험 보기 전에 딱 한 번만 기도하기로 하였다.

　이런 식으로 강박증 때문에 미치도록 불편했던 것들을 일부러 하나씩 맞닥뜨려보았다. 그리고 그 강도도 차근차근 점점 더 강하게 맞닥뜨렸다. 예를 들어 불편함을 느꼈던 샤프도 점점 더 불편함을 많이 느꼈던 샤프로 바꾸어 가면서 공부를 해보았다. 처음에는 이렇게 공부하다가 정말 입시에 망하면 어떡하지라는 근거 없는 불안감이 떠올랐다. 그럴 때마다 설사 지방대학교에 입학할지언정 참아 보자라는 생각으로 공부를 하였다. 결과보다는 열심히 공부를 하는 과정에 더 가치를 두기로 한 것이다. 그 당시에는 정말 집중해서 공부를 해보고 싶었다. 중학교 3학년부터 공부할 때에 제대로 집중이란 걸 해본 적이 없었기에 대학교에 들어가기 전에 집중해서 공부해 보는 게 일생의 소원이 되었다.

　강박증에 따른 불안감을 강박 행동 이외의 것으로 해소하기 위해서는 다른 집중할 곳이 필요했다. 그러지 않으면 정말로 강박 사고 때문에 미쳐버릴 것 같았다. 그래서 그 불안감을 억누르기 위해서 공부와 놀이에 집중했다. 정말 미친 듯이 공부에 매진하였고, 공부가 다 끝나면 미친 듯이 놀았다. 이렇게 해야지 겨우 강박증에 따른 불안감을 떠올리지 않을 수 있었다.

특히 수학 공부에 더욱 매진했다. 수학은 다른 과목과는 다르게 음악을 들으면서 해도 공부를 할 수 있었기에 음악을 크게 틀어놓으면 그나마 불안감을 조금 해소할 수 있었다. 내 전체 공부 시간의 80% 이상을 수학 공부에 할애했다. 음악을 크게 틀고 미친 듯이 수학 문제를 풀면 강박 사고가 떠오를 틈이 없었다. 선생님들은 자습할 때에 음악을 못 듣게 했지만 나는 그냥 들었다. 혼나도 다시 음악을 크게 틀고 공부를 했다. 매주 주말에 광화문 교보문고에 가서 수학 문제집을 몇 권 사고 한 주 동안 그 문제집을 풀었다. 나중에 수능 보기 1개월 전에는 광화문 교보문고에서 안 풀어본 수학 문제집이 없을 정도가 되었다. 수학 공부를 열심히 한 대가로 2010년 수능 수리영역에서 만점을 받았다. 수학 문제를 다 풀고 40분 이상 시간이 남았던 기억이 있다. 열심히 수학 공부를 한 보람이 있는 결과였다.

놀기도 열심히 놀았다. 고등학교 3학년이 되면 대부분의 학생들은 하루 종일 공부만 한다. 아침에 일어나서 자기 전까지 공부만 하기에 모두 스트레스 지수가 극에 달한다. 그러나 스트레스는 강박증을 악화시키는 주요 요인이기에 나는 스트레스를 경감시키기 위해서 열심히 놀았다. 고등학교 3학년 때가 고등학교 3년 걸쳐서 가장 열심히 많이 놀았던 때였다. 열심히 공부하면서 중간중간에 어떻게든 시간을 내서 열심히 놀았다. 쉬는 시간에도 항상 내가 이야기를 주도하며 유쾌한 분위기를 이끌었다. 항상 시끄럽고 유쾌한 분위기를 주도하니 인기가 높아졌지만 반대로 나를 불편하게 여기는 선생님이나 친구들도 있었다. 그래도 아랑곳하지 않고 공부할 때에는 열심히 공부하고 놀 때는 열심히 놀아야 또 다시 공부에 집중할 수 있다는 생각에 나의 태도를 바꾸지 않았다. 실제로 나와 함께 놀면서 공부했던 친구들은 모두 수능시험을 잘 보고 명문대에 입학했다.

변화된 생활 이후 성적이 계속해서 올랐다. 병원 치료를 병행하며 강박 행동을 참기로 결단한 고등학교 2학년 2학기부터 성적은 계속 올랐다. 고등학교 3학년 첫 모의고사 때에는 턱걸이지만 처음으로 전 과목 1등급을 받았다. 그 이후 모의고사에서도 계속 전 과목 1등급을 받게 되었다. 외국어고등학교인 내가 다녔던 학교에서도 전교권 석차에 들기 시작했다. 수능시험을 치기 직전에 본 9월 전국 모의고사 때에는 전국 백분위 석차가 서울대학교 상위권 학과를 제외한 모든 곳에 합격 안정권에 들었다.

선생님과 친구들 모두 놀랐다. 가장 열심히 노는 거 같은데 성적이 갈수록 향상되었기 때문이었다. 물론 나도 수능시험이 다가올수록 입시에 대한 압박으로 불안감이 점점 커지긴 했었다. 수능시험이 가까이 다가올수록 입시에 대한 스트레스가 커지니 강박증도 계속해서 생겼다. 이전과는 다른 강박증이 생겨나기도 했었다. 예를 들어 쓰고 있는 안경에 대한 불편함, 입고 있는 교복에 대한 불편함, 머리 스타일, 벨트, 실내화까지 이전에는 없었던 새로운 강박증 유형이 생겨났다. 안경에 대한 강박증을 구체적으로 말하자면 쓰고 있는 안경의 무게, 안경테의 색깔, 안경알의 크기, 안경알 도수 등이 공부 집중에 영향력을 줄 것 같아서 새로운 안경으로 바꾸고 싶은 욕구가 생겨났다. 그래서 새로운 안경을 맞추면 또 새로운 안경으로 맞추어야 한다는 강박 사고가 떠올랐다.

수능시험까지 성적 및 시험과 관련한 수많은 강박증이 생겨났고 대부분은 이겨냈지만 몇몇 이겨내지 못한 강박증도 있었다. 그래도 병원 치료를 받은 고등학교 2학년 2학기 이후가 사춘기 이후 처음으로 제대로 공부에 집중할 수 있었던 시기였으며, 수능시험까지 무사히 칠 수 있었다. 수능시험 3일 전에 신종플루에 걸려서 4교시에 탈진하는 바람에 마지막 탐구영역 시험을 망쳐 아쉽게 모의고사보다 성적이 꽤 많이 떨어지긴 했지만, 전혀 아쉽지 않았다. 그래도 충분히 국내의 명문대에 진학할만한 성적은 받았으며 결과보다는 그동안 강박증을 이겨내며 정말 열심히 공부했던 과정이 떠올랐기에 스스로가 자랑스러웠다. 신종플루 여파로 모의고사보다 성적이 떨어져서 소위 말하는 스카이대학에 진학은 하지 못했다. 그래서 주변에서 재수를 많이 권했지만 나는 재수를 하지않고 성적에 맞추어서 대학에 진학했다. 지금까지 그 당시 했던 결정에 대해서 한 번도 후회한 적이 없다. 강박증을 이겨가며 고등학교 2학년 2학기부터 1년 반 동안 정말 열심히 공부했기에 결과에 대해서 스스로 후회가 없었고 거의 안 풀어본 문제집이 없을 정도로 입시공부를 많이 했었기에 또다시 1년 그 공부를 반복하기보다는 대학에 진학해서 새로운 생활을 해보고 싶었다. 젊을 때 1년이 나이 들어서 1년보다 훨씬 소중하다고 생각했기에 반복적인 입시공부 문제 풀이에 인생의 1년에 더 쓰고 싶지 않았다. 또한 진학했던 한양대학교도 충분히 좋은 학교이기에 설사 재수를 해서 명문대에 진학한다고 하더라도 대학 때문에 인생에서 큰 차이를 못 느낄 것 같았다.

고등학교 생활은 내 인생에서 강박증과 가장 치열하게 싸웠던 시기였다. 강박증이 가장 심했던 시기였으며 강박증을 이겨내려고 힘겹게 나 자신과 싸웠던 시기였다. 그래서 최근에도 강박 사고가 떠오르면 그 당시 강박증을 이겨냈던 기억을 떠올리며 강박증을 이겨내곤 한다. 그때 당시 나의 이러한 경험을 글로 미리 써놓았더라면 더욱 기억이 생생했을 텐데 그러지 못한 아쉬운 점이 있다. 그래서 성인이 된 이후에는 강박증에 관한 나의 사고 및 행동, 강박증을 이겨냈던 생각 및 구체적인 행동들에 대해서 간단히 메모하려 한다. 이후 비슷한 강박 사고가 떠오르면 예전 메모를 참조해서 도움을 받을 수 있기 때문이다. 물론 이 책도 나의 강박증에 대한 기억을 복기하는 데 도움이 될 것이다. 만약 강박증을 앓고 있는 독자분이 있다면 평소 자신의 강박증에 대해서 잘 관찰하고 글로 남기면 이후 치료에 분명 도움이 될 것이다. 강박증은 비슷한 유형이 계속 돌고 돌기 때문이다.

# 삶이
# 행복해지다

대학교 입시가 끝나니 강박 증상이 훨씬 줄어들었다. 성적에 대해 집착을 하지 않아도 되니 불안감이 많이 경감되었다. 또한 고등학교 3학년 치열한 입시 과정 중에 강박증과 치열하게 싸운 경험도 쌓였기에 이제는 웬만한 강박증은 이길 수 있다는 자신감이 생겼다.

대학교에 들어가서 처음에 한 일은 그저 놀기였다. 특히 또래 남자들은 대부분 대학교 1학년을 마치고 군대에 가기 때문에 군대 가기 전에 최대한 열심히 노는 경우가 많다. 공부는 군대 다녀온 다음에 하면 되고 그전까지는 대학 입시 공부로 인해 받았던 스트레스를 놀면서 완전히 풀자라는 생각 때문이다. 나는 강박증으로 인해 현역 판정을 받지 않았지만, 주변 분위기에 휩싸여 함께 놀게 되었다.

그 시절 나의 생활은 매일 노는 거였다. 기상 시간은 보통 오후 1시였고, 취침시간은 새벽이었다. 친구들과 매일같이 음주를 즐겼으며 음주를 즐기지 않을 때는 적당히 소일거리를 하며 시간을 보냈다. 과외를 몇 개 했는데 과외비를 받으면 다음 달 과외비를 받기 전까지 모두 다 썼다. 동시에 과외를 2~3개씩 했는데 많이 벌 때는 월 150만 원 정도 벌었다. 최저임금이 4000원이던 시절에 월 150만 원이면 대학생에게 꽤 큰돈이었다. 나는 내 인생을 즐기기 위해 월 150만 원을 단돈 십 원도 남기지 않고 모두 다 썼다. 그 시절 나의 인생에 목표는 없었다. 명문대학 입학이라는 10대 시절의 목표 대상이 없어진 후 새로운 목표를 잡지 않은 것이다. 뚜렷한 목표가 없으니 그저 시간 가는 대로 살게 되었다. 물론 그렇다고 아예 생각 없이 살았던 것은 아니었다. 20대 초반 나름 이것저것 많이 시도해보았다. 대학생 시절 내가 한 것들은 토플 공부, 중국어 공부, 짧지만 행정고시 공부, 컴퓨터 학원, 연기학원, 적당한 학점 이수를 위한 대학교 강의 수강 정도이다. 이것저것 조금씩 했기에 남들이 보기에도 별문제 없는 꽤 괜찮은 평범한 대학생처럼 보였다.

10대 시절과 달랐던 것은 '뚜렷한 목표', 즉 집착할 만한 대상이 없었다는 사실이다. 물론 자신이 정말로 이루고 싶은 간절한 무언가가 있다는 것은 좋은 일이다. 간절히 원하는 무언가는 정말로 기적을 발휘해서 현실이 되기 마련이다. 하지만 그 간절히 원하는 대상이 왜곡되어서 병으로 발전하면 강박증이 될 수도 있다. 그게 이루어지지 못할 수도 있다는 사실이 두렵고 불안해서 회피하거나 강박 행동을 반복하기 때문이다. 건강에 대한 강박증, 안전에 대한 강박증, 청결에 대한 강박증, 외모에 대한 강박증, 성적에 대한 강박증 모두 다 완벽하게 무언가를 달성하려는 목표가 집착으로 왜곡되어 발생한 강박증이다.

그런 면에서 대학생 시절 뚜렷한 목표가 없었던 것이 오히려 나의 강박 증상 완화에는 큰 도움을 주었다. 치열한 입시공부를 하다가 적당히 편하게 살아보니 천국이 따로 없었다. 특별하지는 않지만, 고등학교 시절과는 완전히 달라진 환경이었기에 나에게는 큰 행복이었다.

잠을 많이 잘 수 있다는 사실이 행복했다. 고등학교와 비교해서 상대적으로 시험이 많지 않다는 사실이 행복했다. 대학교 중간, 기말고사 시험이 있긴 하지만 시험을 잘 못 보아도 괜찮다는 사실이 행복했다. 공부를 많이 하지 않아도 된다는 사실이 행복했다. 공부를 할 때도 최대한의 집중력을 발휘해서 할 필요가 없다는 사실이 행복했다. 부모님, 친척들의 관심이 중고등학교 때보다 줄어든 사실이 행복했다. 닭장 같은 학교를 벗어나 내가 원하는 시간에, 원하는 것을, 원하는 장소에서 할 수 있다는 사실이 행복했다.

물 흐르는 대로 적당히 사니 강박증이 나를 더는 괴롭히지 않았다. 물론 그렇다고 아예 강박증이 없지는 않았다. 성적에 대한 강박증은 없어졌지만, 다른 몇몇 강박증이 여전히 있었다. 대표적인 강박증으로 외모에 대한 강박증, 종교에 대한 강박증이다. 그래도 중고등학교 시절 성적에 대한 강박증보다는 그 정도가 꽤 덜했기에 불안감을 참을 수 있었다. 무엇보다 고등학교 3학년 때 나의 불안감을 많이 감소시켜주었던 '망하면 어때?'라는 나만의 구호를 불안할 때마다 외치면서 결과에 집착하지 않으려고 노력했다. 이러한 태도는 20대에 들어서도 큰 효과를 보았다. 약도 꾸준히 복용해서 호르몬적으로도 불안감이 많이 억제되었다. 또한 외모, 종교 강박증은 성적과 같이 정량적 수치로 눈에 보이는 결과가 없었기에 상대적으로 느끼는 압박감도 덜 했다.

대학교 3학년쯤 되니 친구들이 모두 취업 준비, 고시준비, 공무원 준비 등으로 바쁜 날들을 보냈다. 나도 친구들처럼 다시 치열한 삶으로 뛰어들어야 할 것 같았지만 천국과도 같았던 지금의 편안한 삶에서 빠져나오고 싶지 않았다. 대학교에 다니면서 학점관리도 잘 하지 않아 성적도 중위권이었고, 이력서에 적을 만한 자격증, 어학 점수, 봉사활동 등이 거의 없었다. 그나마 내가 내세울 수 있는 거라곤 명문대학교 재학생이 전부였다. 그렇다고 서울대급 명문대도 아니었기에 취업난이 엄청나게 심했던 2010년 초반에 나의 스펙은 꽤 부족해 보였다. 나도 그 사실을 알고 있었다. 그러나 특별한 노력을 하지 않았다. 그저 별다른 생각 없이 행복한 나의 일상을 즐겼다.

# 강박증 환자들 현황

국내 강박 장애 환자가 꾸준히 늘고 있고, 특히 20대에 많이 발병한다는 통계 결과가 나왔다.

국민건강보험공단의 건강보험 진료데이터를 보면 국내 강박 장애 환자는 2015년 2만 4446명에서 2019년 3만 152명으로 4년 사이 23% 증가했고, 연평균 증가율은 5.4%로 나타났다.

2019년 강박 장애 질환 진료 인원 구성비를 연령대별로 살펴보면 20대가 28.3%(8520명)로 가장 많았고, 30대가 20.6%(6220명), 40대가 16.1%(4865명) 순이다. 성별로는 전 연령대에서 남성이 여성보다 많은 것으로 나타났다.

20대에서 강박 장애가 가장 많은 이유는 10대 후반이나 20대 초반에 발병하여 치료를 받지 않고 악화되다가 일상생활에 방해가 될 정도로 심해져서 20~30대에 병원을 찾기 때문이다. 또한, 20대는 막 청소년기를 벗어나 성인에게 주어진 역할을 수행하게 되는 시기로 미래에 대한 불안감, 학업 및 직장생활에서의 어려움 등이 스트레스로 작용하는 것도 영향이 있다.

ADAA에 따르면 미국의 경우 전체 인구의 1% 이상인 220만 명이 강박 장애를 겪고 있다고 알려졌다. 발병 평균 연령은 19세이며 사례의 25%가 14세 발생한다. 또한 전체 환자의 1/3이 어린 시절에 처음 증상을 경험한다.

# 제3장

# 여유와 나태함

## 사이의 혼돈

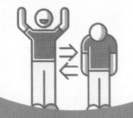

# 강박증을 피하려
# 생각을 하지 않게 되다

강박증은 어떠한 상황에 대한 생각이 꼬리에 꼬리를 물고 일어나다가 결국 집착으로 이어지면서 발생하는 질병이다.

세균을 세척 하기 위한 손 씻기를 예로 들어보자. 손을 씻어서 세균을 세척 하겠다는 생각에서 손을 씻었는데 어딘가 깨끗하게 닦지 않은 부분이 있는 것 같아서 또 씻는다. 하지만 그래도 무언가 개운하지 않아서 계속 강박적으로 손을 씻게 된다. 손 씻는 행위를 그만하고 싶지만, 무언가 세균에 대한 생각으로 인해 손 씻기를 멈출 수가 없다. 더는 생각을 하고 싶지 않지만 계속해서 생각이 일어나는 것을 말한다.

이게 전형적인 강박증의 패턴이다. 즉 과도한 생각이 질병으로 이어지는 것이다. 따라서 나는 반대로 하기로 했다. 그래서 평소에 생각하지 않는 연습을 했다. 남들은 열심히 공부하며 사고하는 습관을 기르려고 하는데, 나는 반대로 행동했다. 대학교에 입학한 이후로는 일부러 공부를 멀리했다. 공부를 열심히 하면 또 공부에 대한 강박증이 생길 것 같았기 때문이었다. 공부는 적당히만 했다. 일부러 학점 잘 주는 쉬운 과목 위주로 수강했으며 학점을 잘 주는 과를 이중 전공하기도 하였다. 정말 적당히만 했기에 전체적인 학부 평균 평점은 B 정도를 받았다. 한창 취업난이 심했던 시기였기에 친구들은 A 이상을 받지 않으면 재수강을 했는데 나는 재수강 한 과목이 단 하나도 없었다. 이유는 공부를 하기 싫었기 때문이다. 공부를 하기 싫은 이유는 공부 내용 자체가 싫다기보다는 공부하면서 생각을 많이 하게 되면 또 강박증이 심해질까 봐 생각 자체를 차단하기 위해 공부를 멀리했다. 물론 나도 미래에 대한 걱정이 들었다. 취업난이 심한 시기였기에 그저 그런 학점으로 졸업하면 미래가 어떻게 될지 가끔 불안하기도 하였다. 하지만 나는 이러한 불안감이 떠오르면 '망하면 어때?'라고 생각하고 아예 생각을 안 했다. 미래에 대한 생각을 차단하니 불안감이 줄어들었다. 아직 젊으니 미래는 미래에 생각하고 오늘을 그냥 아무 생각 없이 살자라고 생각했다.

또한, 잠을 많이 잤다. 보통 새벽 2시가 넘어서 잠들어서 다음 날 오후 1시까지 잤다. 거의 12시간 가까이 잔 것이다. 기상해서 밥 먹고 학교 가서 수업 적당히 듣고 도서관에서 영화 한 편 보면서 과외 준비하고, 과외 학생 집에 가서 수업하고 다음에 집에 오는 게 평소 생활이었다. 그 당시 왜 이렇게 잠을 많이 잤는지는 아직도 의문이다. 짐작하자면 강박증 치료제의 부작용이 아닐까 생각된다. 하루에 절반을 잠으로 보냈기에 생각할 시간도 줄어들고 당연히 강박적 사고도 많이 줄어들었다.

음주도 많이 했다. 주 1회 이상은 음주를 했다. 안 좋은 버릇이 있었는데 술을 마시는 날은 만취할 때까지 마셨다. 한번 술을 마시면 거의 다음 날 아침까지 이어졌다. 신촌, 홍대, 건대 등 대학생들이 많이 가는 주점에서 아침까지 술을 마셨는데, 키 크고 잘생긴 또래 친구들이 있었기에 우리는 주점에서 인기가 많았다. 지금 생각하면 부끄럽지만, 종종 옆 테이블 또래 여자들과 즉석에서 합석해서 아침까지 수다를 떨면서 음주를 즐겼다. 젊음의 특권이라 생각했고, 꽤 잘생긴 나에 대한 보상이라 생각했다. 과외를 하면서 또래들보다 수입이 좋았기에 음주 비용도 내가 많이 내는 편이었고 외모치장에 비용을 많이 썼기에 외모적으로도 눈에 띄어서 술자리에서 나는 꽤 인기가 좋았다. 주말만 되면 친구들이 술 한잔 마시자며 여기저기서 연락이 왔다. 만취할 정도로 술을 마시면 다음 날은 거의 종일 누워있어야 했다. 정신이 몽롱한 상태로 종일 침대에서 뒹굴었다. 만취한 상태이니 당연히 생각이라는 것을 할 수가 없었다. 따라서 강박적 사고 자체도 하지 않았다.

뒷장에서 더 자세히 이야기하겠지만 약도 꾸준히 먹었다. 고등학교를 졸업했기에 이제 약을 줄이거나 끊자는 부모님의 권유에도 나는 쉽게 약을 끊지 못했다. 잠깐 약을 끊어보았더니 약을 먹었을 때보다 훨씬 불안해서 견딜 수가 없었다. 그런데 약을 먹으니 불안감이 훨씬 줄어들고 기분이 좋았다. 걱정, 근심이 줄어들고 왠지 모를 용기가 생겼다. 강박증약이 호르몬을 조절하여 불안을 담당하는 기능을 대폭 줄여주었기 때문일 것이다. 약을 줄이지는 못할망정 오히려 의사 선생님께 약을 올려달라고 요청하였다. 마치 강박증약을 내 기분을 올려주는 마약처럼 이용하려한 것이다.

20대 초반 나의 이러한 행동은 분명히 강박증 경감에 큰 도움이 되긴 했다. 학창시절 강박증에 너무 시달렸기에 나 나름대로 강박증을 피하기 위한 전략이 잘 성공한 것이다. 물론 입시공부에 시달렸기에 그에 대한 보상으로 대학 생활을 즐기면서 이 정도 생활을 하는 것도 괜찮다고 생각했다. 부모님도 그 정도는 이해했기에 큰 터치는 하지 않았다. 또한 학교도 꾸역꾸역 휴학 없이 다니고 과외를 통해 용돈 벌이도 잘했기에 나도 나름대로 집안에서 당당했다.

하지만 이러한 기간이 너무 길었다는 게 문제였다. 대학교 1~2년을 넘어서 대학교 4년, 대학원 석사 2년 동안 나의 이러한 생활이 지속 되었다. 적당히 학교 다니면서 학점 채우고 과외 하면서 번 수입으로 내 외모와 음주를 즐겼다. 미래에 대한 걱정을 안 했다. 미래에 대한 생각이 들면 '망하면 어때?'라고 생각하고 아예 생각을 차단했다. 나는 지금 학생이니 그냥 학교 졸업하면 그다음에 생각하면 된다고 생각했다. 그저 지금 친구들과 즐기고 눈에 띄는 외모로 또래들에게 인기몰이하는 것이 좋았다.

어떻게 보면 뇌를 놓았다고 표현하는 게 맞을지도 모르겠다. 두뇌의 사고하는 기능을 일부러 작동 안 하도록 노력한 것이다. 그러다 보니 강박증은 줄어들었지만, 부작용도 있었다. 사회생활을 하면서 사람들을 대하는 센스 자체가 부족해진 것이다. 훌륭한 대인관계를 위해서는 타인의 심리를 잘 파악하고 이에 적절히 대처하는 고도의 사고과정이 필요하다. 하지만 나는 생각 자체를 안 했기에 상대방이 무엇을 원하는지, 무엇을 생각하는지 전혀 고려할 수가 없었다. 그냥 내가 생각하는 대로 상대방에 대한 배려 없이 말하고 행동했다. 물론 악의가 있었던 것은 아니었다. 그냥 나는 순수하게 말하고 행동한 것이다. 그런데 다른 사람들은 나의 이러한 말과 행동을 불쾌하게 느끼거나 상처를 받거나 예의가 없다고 느꼈다. 그래서 주변에 가까운 친구가 없었다. 학교에서도 친한 친구 없이 거의 혼자였다. 가깝게 지내는 사람들이라곤 술자리에서 나의 외모에 현혹되어 같이 놀기 편한 친구들밖에 없었다.

뇌를 놓고 생각을 안 하는 나의 전략은 강박증 치료에는 분명 도움이 되었다. 강박증이 심한 환자들은 집착적인 생각을 줄이기 위해서 내가 썼던 전략을 어느 정도 적용 해보는 것도 괜찮은 방법이다. 하지만 나는 이러한 생활방식을 악용하여 너무 지나치게 생활에 적용했기에 문제가 되었다. 강박증은 호전되었지만, 나의 일상적인 사회생활, 진로, 인생에는 좋지 않았다.

# 02

# 지나치게 약물에
# 의존하는 삶

강박증 치료는 크게 약물치료와 인지행동치료로 나뉜다. 그러나 몇몇 대형병원을 제외한 정신건강의학과에서는 강박증이라 하면 약물 처방이 거의 유일한 치료수단이다. 인지행동치료는 전문 치료사와 장시간 함께 해야 하기에 시간적으로나 비용적으로 부담이 되기에 이러한 시스템을 갖춘 병원이 많지 않다. 혹여나 있다고 하더라도 대기 환자가 많아 치료를 받으려면 몇 달씩 기다려야 한다.

물론 약물치료는 효과적인 강박증 치료 수단이다. 비용적으로 부담이 안 되면서도 가장 빠르고 효과적인 방법이다. 또한 약 복용량을 환자의 증상에 따라 능동적으로 조절할 수 있어 경중도 환자 모두 쉽게 복용할 수 있다. 가장 널리 쓰이는 약물은 세로토닌 재흡수 억제제 계열 약물들이다. 세로토닌은 사람의 뇌 속에서 수용체와 결합하여 불안감을 조절하는 대표적인 신경 호르몬 중 하나로 세로토닌의 분비량이 적거나 붙어 있어야 하는 수용체에서 빨리 소실될 경우 '세로토닌 수용체의 밀도'가 낮아지기 때문에 강박증이 생길 수 있다. 따라서 약물치료를 통해 세로토닌의 밀도를 원래대로 회복시켜 불안감을 경감시켜주는 것이다.

강박증약을 먹으면 기존에 불안했던 마음이 많이 경감되는데 이것이 과하면 즐거움, 행복감을 느낄 수 있다. 그래서 중독이 되게 된다. 약만 먹으면 불안감이 없어지기에 매사에 과감하고 용기 있게 행동한다. 마치 술을 마신 것처럼 기분이 좋아진다. 그래서 약을 더 끊을 수 없게 된다. 약을 먹을 때에는 행복한 나날을 보내고 있는데 갑자기 약을 끊으면 바로 엄청난 불안감이 찾아온다고 생각해보자. 당신이라면 쉽게 약을 끊을 수 있겠는가? 불과 며칠 전 약을 먹었을 때 행복했던 기억이 떠올라 다시 약을 복용할 것이다.

나도 마찬가지였다. 고등학교를 졸업한 이후 수십 번 약을 끊어보고자 노력했지만, 번번이 실패하고 말았다. 입시라는 엄청난 중

압감을 주는 대상이 없어졌음에도 불구하고 나는 강박증을 이기기 위해 약에 계속 의존했다. 그러면 적어도 약의 복용량을 줄이기라도 해야 했는데 약의 복용량은 비슷하거나 오히려 조금 늘었다. 마약에 중독된 사람처럼 강박증약에 중독된 것이다. 약을 끊어보는 시간은 길어야 2~3일이었다. 약을 하루라도 안 먹으면 그날 바로 증상이 찾아왔다. 바로 강박적 사고와 그에 대한 불안감에 휩싸였다. 나는 매사에 과감하고 용기 있게 행동했기에 항상 무리에서 눈에 띄는 역할을 하였다. 나 역시도 그러한 역할을 즐겼다. 소위 말하는 관종이었다. 하지만 약을 먹지 않으면 이상하게 용기가 안 생겼다. 불안감과 걱정이 가득하니 이전과 같이 과감하게 행동할 수 없었다. 그래서 용기를 찾기 위해 마법의 지니램프에게 소원을 빌 듯이 나는 약에 의존했다. 지금 생각해보면 어리석었던 아집일 뿐이다. 굳이 무리에서 관종의 역할을 꼭 해야 할 이유가 없었는데 그러한 나의 역할에 집착했었다. 그리고 용기란 합리적인 사고를 기반으로 한 결단력인데 나는 아무 생각 없이 무작정 저지르는 게 용기인 마냥 약을 먹고 무작정 행동했다.

가족들이 약을 끊거나 적어도 줄여야 한다고 누누이 말했지만 그렇게 하지 않았다. 그러나 나는 내심 약을 끊어 볼까 고민을 하다가도 곧 포기하며 가족들에게는 의사 선생님이 약은 아무런 부작용이 없다고 말했다며 항변했다. 대형 대학병원부터 동네 의원까지 강박증약에 대한 부작용을 물어보면 의사 선생님들은 항상 부작용이 없다고 말한다. 아마 이 책을 읽는 대다수 강박증 환자분들도 비슷한 경험을 했을 것이다. 의사 선생님들은 강박증약을 먹어도 부작용이 없기에 안심하고 먹어도 된다고 말한다. 그래서 내가 그럼 평생을 먹어도 되냐고 물어봤는데 그래도 괜찮다는 식의 답변을 들었다. 그래서 나는 정말 평생 먹으려 했었다. 그렇게 나는 10년 동안 강박증약을 먹었다.

하지만 나는 단언할 수 있다. 강박증약은 부작용이 있다. 의사 선생님들이 말하는 부작용이 내가 말하는 부작용과는 조금 다를 수도 있다. 성적 기능이 약화 된다거나 하는 흔히 말하는 육체적인 부작용은 나에게 없었다. 의사 선생님도 아마 그러한 부작용을 말했을 것이다. 하지만 뇌의 호르몬 체계에 영향을 주기에 정신에 관련하여 분명히 부작용이 생긴다. 마치 술을 마시면 뇌에 마비가 오듯이 약을 먹으면 정상적인 두뇌 작용을 하기가 힘들어진다.

나에게 일어난 부작용을 구체적으로 하나하나 말하면 다음과 같다.

첫째, 나태해진다. 사람은 약간의 걱정, 불안, 스트레스가 있어야 스스로를 채찍질하며 열심히 살아간다. 예를 들어 내일이 시험인데 시험공부를 다 안 해서 불안하다고 해보자. 눈에 불을 켜고 그 어느 때보다 열심히 공부를 할 것이다. 하지만 강박증약을 복용하면 만사에 걱정과 불안이 없다. 당장 내일 시험이지만 공부를 안 해도 전혀 걱정되지 않는다. 이유는 잘 모르겠지만, 그냥 걱정이 되지 않는다. 그냥 아무것도 안 하는 게 편하다. 시험을 잘 못봐서 학점이 안 좋아져도 괜찮다. 물론 취업에 문제가 될 수도 있지만, 걱정이 되지는 않는다. 실제로 내가 대학교 시절 겪었던 경험이다. 덕분에 나는 전공과목의 학점이 꽤 좋지 않다. 매사에 긴장감도 없고 목표의식도 딱히 없었다. 그냥 편하게 지내는 게 좋을 뿐이었다. 그냥 나태하게 있을 뿐이었다.

둘째, 지나치게 들떠있다. 술을 마시고 파티에 온 것처럼 항상 들떠있다. 실제 나는 그 당시 클럽 다니는 걸 좋아했다. 클럽의 술과 음악이 나의 들떠있는 기분을 최고조로 만들어 주었다. 물론 기분이 항상 좋은 게 좋다고 생각될 수도 있지만, 때와 장소를 가리지 않고 무조건 들떠있다면? 분명히 문제가 될 수 있다. 예를 들어 친구가 몸이 안 좋다고 하면 걱정하고 위로를 해주어야 하는데 그 순간에도 나의 들떠있는 감정을 감출 수가 없었다. 그래서 손절 당한 친구가 몇 명 있었다.

셋째, 센스가 없어진다. 사람은 살아가면서 사회에서 common sense라는 것을 익힌다. 무언가 일반 사람들 사이에서 공통적으로 합의된 분위기 또는 문화를 서로 지키며 생활한다. 하지만 나는 그게 부족해졌다. 소위 말하는 갑분싸 분위기를 자주 연출했다. 악의가 있었던 것은 아니었지만, 나의 말과 행동이 군중 속에서 굉장히 이상하게 느껴졌다. 특히 보수적인 어르신들 눈에 많이 거슬렸다. 예를 들어 장례식에서 검정색 양복을 입긴 했지만, 머리에 포마드를 잔뜩 바르고 향수를 다량 뿌린 후, 양복에 행거치프까지 한다면? 교수님들이 참석한 회의 자리에서 클럽에서의 나의 무용담을 자랑한다면?

넷째, 용기와 무모함을 구분하지 못한다. 용기는 이성적이고 합리적인 판단 후 결단력 있게 행동으로 보이는 것이다. 반면 무모함은 아무런 이성적인 생각이나 판단 없이 그냥 행동하는 것이다. 전자는 기대수익을 최대화하는 모험이지만 후자는 그냥 도박에 가깝다. 내 행동이 어떻게 될지 모르겠지만 그냥 해보는 것이다. 이렇게 행동하다 보니 호구 영업을 많이 당했고 사기를 당하거나 잘 알아보지도 않고 계약을 한 후 파기해서 위약금을 물기도 했다.

부작용으로 인해 이러한 삶을 매일 살아간다고 가정해보자. 하루 이틀 정도는 큰 문제가 되지 않을 것이다. 하지만 몇 년 동안 지속 되면 큰 문제가 될 수 있다. 하루하루 성실히 살기보다는 매일 나태하게 살고 매일 기분이 들떠있어서 주변 사람들과 깊이 있는 유대관계를 맺지 못하고 아무런 생각 없이 이것저것 저지르는 것만 좋아하는 사람이 있다면……. 과연 정상적인 사회인이 될 수 있을까? 거의 불가할 것이다. 만약 청소년이나 20대 초반의 대학생이라고 하면 아직 철이 없어서 그렇다고 귀엽게 봐줄 수라도 있다. 그 이상의 나이가 되어서도 그와 같이 행동한다면 차원이 다른 큰 문제가 될 것이다. 실제로 내가 그랬다. 20대 중반이 되어서도 나의 삶은 20대 초반과 같았다.

대학교를 졸업하고 대학원 석사 생활부터 사회생활을 하게 되었다. 연구실 생활을 하면서 매일 출퇴근을 했다. 이후 석사 연구실, 회사생활을 하면서 나는 제대로 된 사회생활을 하지 못했다. 물론 사회생활을 잘 못 할 수도 있다. 조직문화가 개인과 맞지 않으면 프리랜서를 하거나 창업을 하는 방법도 있다. 그러나 업무 외적으로도 아예 사람과 사람 사이의 정상적인 유대관계가 되지 않았기에 인간적으로 다른 사람들에게 사랑받지 못하는 존재가 되었다. 또한 사고도 많이 쳤다. 자세한 이야기는 이후 장에서 말하겠다.

# 03

# 현실이 나에게
# 큰 시련을 주다

●

●

　20대 초반까지는 대학교 수업만 간간이 들으며 생활했기에 아무 생각 없이 살아도 그럭저럭 살아갈 수 있었다. 그러나 대학교 졸업 이후 나이도 들고 본격적인 사회생활을 하다 보니 점점 몸에 와닿는 시련이 여러 개 생겼다.

　우선 강박증을 회피하겠다는 이유로 대학교 내내 공부를 제대로 하지 않아서 전공에 대해서 실질적으로 아는 게 거의 없었다. 그래서 대학원 진학을 목표로 하고 몇몇 대학원을 지원해 보았지만, 자대 대학원만 빼고는 모두 떨어졌다. 물론 자대 대학원도 면접 질문에 거의 대답하지 못해서 교수님들 사이에서 나를 뽑아야

할지 논쟁이 많았다고 했다. 그렇게 나는 겨우 자대 대학원에 합격했다. 스스로 큰 자책감이 느껴져서 대학원에 가서는 대학교 때보다는 더 열심히 공부를 했다. 그러다 보니 자연히 강박 증상이 생겨났는데 이를 이기려 하기보다는 또 약과 음주에 의존해서 회피하려 했다. 그 당시 술을 굉장히 많이 마셨다. 평균적으로 평일에 2회 정도 마셨고 주말에 또 마셨으니 합치면 일주일에 3회 정도는 술을 마시곤 했다. 술을 마시고 정신이 오락가락해야 대학원 생활하면서 받은 스트레스와 강박증을 풀 수 있을 것 같았다.

술을 마시니 건강에도 문제가 왔다. 원래 학창시절부터 목디스크가 있었는데 술을 즐겨 마시니 목디스크가 심해졌다. 목뿐만 아니라 어깨, 허리까지 심한 통증이 찾아왔다. 몸이 아플 때 병원을 못 가면 일상생활이 크게 불편했다. 문제는 대학원 연구실, 졸업 후 회사생활을 하면서 병원을 가기 위해서는 연차를 내야 하는데 연차가 부족할 정도로 병원을 자주 가게 되었다. 평균적으로 일주일에 2회 이상은 병원을 가야 했는데 가던 병원이 토요일은 예약 환자가 많아 평일에 시간을 냈어야 했다. 일주일에 2회나 병원을 가야 한다고 반차 또는 연차를 낸다고 하니 당연히 조직에서는 좋아하지 않았다.

강박증약을 먹는데 술까지 많이 마시다 보니 두뇌 회전에도 지장이 왔다. 술을 안 마신 날도 전날 숙취 때문에 항상 반쯤 술 취한 상태였다. 즉 나는 일주일 내내 거의 술에 취한 사람 같았다. 학부 때보다는 나름 더 열심히 공부했지만, 두뇌가 정상상태가 아니다 보니 제대로 집중을 하기가 어려웠다. 사회생활에도 문제가 찾아왔다. 나는 타인과 공감하고 교감하는데, 어려움을 겪었다. 나는 아무렇지도 않게 한 말과 행동이 타인이 보기에는 불쾌한 일들이 꽤 많이 반복되었다. 그러다 보니 당연히 조직 내 구성원들이 나를 불편하게 여겼다. 석사 연구실 생활, 졸업 후 2번의 회사생활 모두에서 구성원들과 잘 지내지 못했다. 석사 생활을 하면서 지도교수님이 다른 사람들이 너를 불편하게 여기니 그만 연구실을 나가라고 몇 번이나 말했다. 겨우겨우 졸업한 후 취업을 한 2곳의 회사에서도 모두 조직 생활을 잘하지 못했다. 특히 두 번째 회사에서는 나의 거취를 놓고 대표와 이사진이 모인 자리에서 인사위원회를 열기도 하였다. 회사 건립 이래 최초의 일이라고 했다.

조직에서 나를 꺼리는 이유는 꽤 많다. 다 열거할 수 없으니 구체적인 사건 하나만 말하면, 석사 연구실 생활을 할 때의 일이었다. 당시 지도교수님이 프로젝트를 학생들에게 많이 할당하곤 했다. 학생들이 프로젝트를 다수 담당하다보니 야근이 잦아졌다. 그런데 학생 신분이었기에 프로젝트를 많이 해도 그에 맞는 인건비를 제대로 받지 못하는 경우가 많았다. 그래서 연구실 학생들이

지도교수님에 대한 불만이 많았고 우리끼리 교수님 뒷담화를 꽤 했었다. 문제는 뒷담화는 뒷담화에서 끝냈어야 했는데 나는 교수님이 알아차리게 불만을 꽤 많이 토로했다. 한번은 복도에서 연구실 형들과 이야기를 하고 있었는데 내가 교수님에 대한 욕을 직설적으로 표현했다. 그런데 교수님이 옆에서 지나가다가 내가 한 말을 들었다. 이 사건을 계기로 교수님이 완전히 나에게 등을 돌리게 되었다. 일반적인 사람이었으면 복도에서 뒷담화를 하면 주변을 살핀다던가 말을 하더라도 작게 말했을 텐데 나는 그러한 경각심 자체가 없었다.

강박증도 완전히 사라진 게 아니었다. 사회생활을 하다 보니 자연스레 스트레스를 받는 일이 생기고 그에 따라 강박증도 계속 생겨났다. 아무리 약을 먹고 술을 마셔도 완전히 강박증이 사라지진 않았다. 강박증을 이겨내려고 노력해야 하는데 나는 대부분 강박 사고가 이끄는 대로 강박 행동을 했다. 강박증중에 하나가 옷에 대한 강박이었다. 내 몸에 딱 맞는 이쁜 옷을 입어야 한다는 강박에 내 마음에 완전히 드는 옷을 계속해서 샀다. 하지만 어떠한 옷을 사도 완벽하게 내 마음에 드는 옷이 아니라서 끊임없이 옷을 샀다. 예를 들어 팔 길이가 조금 긴 셔츠를 입으면 마음에 안 들어서 다시 샀다. 그런데 이번에는 어깨너비가 좀 안 맞는 것 같아서 또다시 옷을 샀다. 얼굴 대칭에도 강박증이 생겨서 얼굴이 비대칭이라고 생각되면 참을 수가 없어서 마사지샵을 일주일에 2번 이상씩 다녔다. 그러다 보니 수중에 항상 돈이 없었다. 더군다나 매일 피싱 사기까지 당해 조금 모아놓은 돈까지 다 잃고 말았다.

사회생활에서 만나는 동료뿐만 아니라 어릴 적 친구들과의 관계도 좋지 않았다. 우선 친구들이 보기에도 내가 너무 술을 많이 마시니 방탕해 보였고 매일 옷을 사고 피부샵을 다니는 것만 보다 보니 정상이 아니라고 느꼈나 보다. 내가 지녔던 강박증 중에 또 하나가 특정 사람들을 만나면 안 될 것 같다는 생각이었다. 부정적인 기분이 드는 사람들을 만나면 절대 안 된다라는 강박 사고가 있었다. 그래서 그런 느낌이 드는 사람들은 무조건 피했는데 어릴 적 친구들이 그 사람들에 속했다. 그러다 보니 나도 피하고 친구들도 나를 피하다보니 10년 동안 친했던 학창시절 친구들과도 멀어지게 되었다. 생일이 되어도 생일축하 메시지를 보내주는 친구가 없었다.

그러다가 마지막으로 정말 나를 각성하게 만드는 사건이 발생했다. 더는 상황이 나빠질 수 없는 사건이었다. 아직 20대 중후반에 불과했던 나이였지만 나에게는 너무나 큰 시련이었고 살고 싶은 의지가 꺾여버린 사건이었다. 혼자서는 해결할 수가 없어서 부모님께 알려서 겨우 사건을 수습했다. 구체적인 내용까지 책에 적을까 고민을 해보았지만 차마 그러지는 못하겠다. 아무튼 이 사건을 계기로 스스로에 대해서 고민을 하게 되었고 변화해야 한다고 생각했다. 계속 이렇게 살다가는 앞으로의 인생이 분명히 평탄치 못할 것 같았다. 그래서 변화하기로 마음먹었다. 변화를 결심하고 가장 첫 번째로 한 일이 약을 끊는 일이었다. 약을 줄이기보다는 그냥 약을 끊었다. 미치도록 힘들었지만 어떻게든 버텼다.

# 04

# 변화하기로
# 결심하다

변화가 필요했다. 이러한 삶을 계속 살아갈 수는 없었다. 경제적으로 집안 사정이 좋지 않았기에 한 푼이 아쉬웠지만, 기본적인 대인관계와 조직 생활 자체가 잘되지 않았기에 회사생활을 하기가 힘들었다. 그렇다고 딱히 특출나게 잘하는 것도 없어서 독립한다고 해도 달라질 게 없었다.

제일 먼저 결심한 건 약을 끊는 것이었다. 강박증약을 먹지 말라고 가족들이 예전부터 말했지만, 부작용이 없다는 의사 선생님의 말만 믿고 계속 약을 먹었다. 하지만 각성하고 지나간 삶을 반추해보니 약을 먹은 이후에 나의 삶이 바뀌었음을 알아차렸다.

약을 먹은 시점이 고등학교 2학년 때부터인데 그 이후 나의 성격과 주변 사람들의 평가가 완전히 달라졌다.

약을 먹기 전에는 말이 없고 조심성이 많았으며 생각이 깊은 편이었다. 주변 사람들을 배려하고 남들의 생각을 잘 읽는 편이어서 친구들로부터 인기가 좋았다. 인기가 많았기에 초등학교, 중학교 내내 1학기 회장을 맡을 수 있었다. 반면에 약을 먹은 이후에는 생각보다 행동이 앞섰고 말이 많아졌다. 또한 타인의 시선을 아예 신경 안 쓰다 보니 주변 사람들로부터 예의가 없다거나 거만하다는 평가를 받았다. 당연히 주변에 친한 친구가 없었다. 단순히 친구가 없는 것은 괜찮았다. 문제는 경제적인 활동을 위한 조직 생활에서도 사람들과 제대로 된 인간관계를 맺지 못했다는 사실이다.

이외에도 학습능력이 많이 변했다. 강박증약을 먹기 전에는 생각하는 시간이 많았고, 책 읽고, 공부하는 게 재밌었다. 하지만 약을 먹은 이후에는 생각하는 시간보다는 멍하니 있거나, 노는 게 재밌었다. 높은 사고력이 요구되는 공부는 집중이 되지 않아 단순 반복적으로 외우는 공부 위주로 하게 되었다. 그러다 보니 당연히 전공 수업보다는 교양수업 위주로만 공부하여 석사까지 졸업했다. 자연히 전공에 대한 지식도 높지 않았다.

그래서 약을 끊어보았다. 현실에서 시련을 겪다 보니 이번에는 용기가 생겼다. 배수의 진을 쳤다라는 마음가짐을 먹으니 약을 끊을 수 있을 것 같았다. 매일 정해진 시간에 10년 동안 먹었던 약을 갑자기 안 먹으니 처음에는 기분이 이상했다. 약 복용을 중단하니 불안감이 정말로 미친 듯이 몰려왔다. 약을 안 먹는다는 사실 자체도 불안했는데 실제 약 복용을 중단하니 그동안 불안하지 않았던 현상까지 모두 강박적 사고가 생겨서 불안해졌다. 1~2주 정도는 정말로 많이 불안했다. 일상적인 생활이 꽤 많이 힘들었다. 그래도 그냥 약을 안 먹었다.

약을 끊으면서 또 한 가지 결심을 했다. 회사를 그만두는 것이었다. 이미 다니고 있던 회사에서도 나를 불편하게 여겨 임원이 그만두는 게 좋을 것 같다는 식으로 돌려서 말하기도 했었다. 회사를 그만두면 가장 큰 문제는 역시 돈이었다. 그래도 회사를 다니면 월 300만 원 가까이 받았는데 회사를 그만두면 돈 벌 수 있는 곳이 한 군데도 없었다. 더욱이 재정관리를 제대로 하지 못해서 모아놓은 돈도 거의 없었다. 그런데도 회사를 그만두기로 했다. 회사를 꾸역꾸역 계속 다니면서 월 300만 원을 번다고 하더라도 앞으로의 인생이 크게 좋아질 것 같지는 않았다. 더욱이 강박증약을 끊었더니 강박증이 심해져서 회사 생활하기도 힘들었다. 그래서 별다른 대책 없이 회사를 그만두었다. 진짜 아무런 대책이 없었다. 일단 그만두고 무언가 해보자라고 생각했다. 아직 28살 20대 젊은 나이니깐 무언가 해볼 수 있을 것 같았다. 회사를 그만 둔다고 하니 부모님이 반대했다. 우리 형편에 너까지 회사를 그만 두면 어떡하냐며 남들은 다 다니는 회사를 너는 왜 그만두냐며 걱정의 말을 했다. 또한 앞으로 결혼하고 가장이 될 녀석이 그렇 게 나약해서 되냐는 비난의 말도 들었지만 그래도 그만두었다. 월 300만 원 벌면서 감옥 같은 회사를 다니느니 거지가 되더라도 회 사는 다니지 않기로 했다.

회사를 그만두고 하루 종일 집에만 있어 보니 그나마 좀 여유 가 생겼다. 외부에서 받는 스트레스가 줄어드니 강박증도 좀 호전 되는 것 같았다. 가장 먼저 한 일은 공부였다. 그동안 공부를 너무 안 해서 실력이 부족하다는 것을 자각하고 공부를 하기 시작했다. 약도 끊고 시간도 많다 보니 정말 미친 듯이 공부를 할 수 있었다. 고3 때보다 더 열심히 공부했다. 더군다나 공부가 너무 재밌었다.

성격적으로도 많이 변하게 되었다. 이전에는 주말에 술 마시고 클럽을 즐겼는데 어느 순간부터 노는 게 재미가 없어졌다. 이전에 는 시끄럽게 노는 게 좋았는데 어느 순간부터 조용한 게 좋아졌 다. 조용한 공간에서 혼자서 사색하는 시간이 휴식시간처럼 느껴 졌다. 그러다 보니 생각하는 시간이 늘어났다.

주변에서도 내가 변했다고 말했다. 가장 먼저 가족이 나의 변화를 느끼고 좋아해 주었다. 주변에 친구들도 많이 생기게 되었다. 똑똑하고 배려심 깊은 사람이라는 평을 듣게 되었다. 그전에는 전혀 듣지 못했던 평가였다.

물론 강박증은 계속 있었다. 약을 끊으니 당연히 발생하는 결과였다. 나는 적당히 타협을 보았다. 강박증 리스트 중에서 몇 개는 강박증이 원하는 대로 강박 행동을 했으며 나머지 몇 개는 강박 행동을 하지 않고 참아보았다. 강박 행동을 억제하는 강박증 항목을 주기적으로 바꾸었다. 이번 달에는 이것을 참아보고 다음 달에는 또 다른 것을 참아보는 식으로 나만의 규칙을 정했다.

그래도 불안하면 기도했다. 이전에는 금요일 밤에 이태원, 강남 클럽에서 놀았는데 이때부터는 매주 금요 철야 기도를 갔다. 밤 10시부터 12시까지 교회에서 설교를 듣고 찬송을 부르며 기도를 했다. 이 시간이 나에게 정말로 큰 힘이 되었다. 이 시기 강박증약도 끊고 다니던 회사도 그만두었기에 정말로 불안했다. 하나님 아버지께 기도하며 지혜와 용기, 주변 사람들로부터의 도움을 간구했다.

중간중간에 시련이 없었던 것은 아니었다. 힘든 일이 생겨 스트레스가 심해지면 강박증 강도가 다시 세졌다. 여자친구와 사이가 안 좋다가 결국 헤어진 적이 있었는데 그때 강박증이 너무 심해져서 종일 집에서 아무것도 하지 못했다. 거의 일주일 넘게 집안에서 히키코모리처럼 은둔하며 지냈던 기억이 있다. 그래도 나는 절대로 강박증약을 먹지 않았다. 한 번 약을 먹기 시작하면 다시 돌아오기 어렵다는 것을 알았기 때문이었다. 그리고 이제는 다시 회복했으며 이전보다 더욱 성장한 삶을 살아갈 수 있게 되었다.

# 제4장

# 다시 열심히

## 살기로 결심하다

## 01

# 두려워도
# 일단 해보자

강박증의 가장 큰 괴로움은 강박 사고이다. 지나치게 생각을 많이 하다 보니 꼬리에 꼬리를 물고 결국 집착이 되어서 일상생활이 힘들어지는 경우다. 그래서 항상 무언가를 해보기 전에 생각을 지나치게 많이 하게 되고 생각이 많아지다 보니 자연히 불안감도 쌓였다.

예를 하나 들어보면, 내가 학창시절 가장 많이 했었던 강박 행동 중 하나가 샤프를 자주 바꾸는 행동이었다. 새로 샤프를 구매하기 전에 샤프의 성능 하나하나를 따져 보았다. 샤프의 무게, 굵기, 그립, 모양, 색깔, 길이 등 여러 속성을 다른 샤프들과 하나하나

비교해보았다. 이거 비교하는데 하루에 3시간 이상을 소요했다. 물론 이렇게 비교해보고 샤프를 구매해도 또 어딘가 다른 불편한 부분이 있어 새로 구매를 했었다. 그리고 새로 구매하게 되면 또 다시 이것저것 따지고 생각하는 행동을 하게 되었다.

이런 식으로 집착하는 대상에 너무 생각을 많이 하다 보니 실제 생각을 해야할 곳에는 생각할 에너지가 없었다. 그래서 강박증이 있는 곳에는 생각보다는 행동을 먼저 하기로 하였다. 예전에는 생각-평가-행동 순이었다면 이제는 행동-평가-조정 이런 식으로 순서가 바뀌었다. 불안하다는 생각이 들기도 전에 일단 행동을 했다. 일단 행동을 하면 불안감이 많이 줄어들었다. 의학적 용어로 노출훈련이라고 하는데 불안한 대상도 반복적으로 노출이 되다 보면 불안감이 줄어드는 것이다. 예를 들어 세균에 대한 불안감으로 손 씻기를 반복한다면 손 씻기를 안 하는 것이다. 처음에는 미친 듯이 불안하겠지만 일단 그냥 계속해서 안 하도록 하면 차츰 불안감이 줄어든다.

행동을 먼저 하는 습관을 들이면서부터 삶의 태도가 바뀌었다. 예전에는 무언가를 시작하기 전에 이것저것 따지고 생각하느라 제대로 시작조차 하지 못했다. 그리고 시작을 하더라도 계속 생각이 머릿속을 떠나지 않아 또다시 강박 사고를 하게 되었다. 그런데 이제는 생각할 겨를을 주지 않고 바로 시작하는 행동 습관을 들였다. 그리고 정말 집중적으로 온 힘을 다 쏟아서 시작한 일을 하였다. 그래야만 강박 사고가 침투할 기회조차 주지 않을 수 있었다. 예전에는 공부하려고 하면 준비 활동이 많았다. 공부하기전에 책상 배치, 조명 위치, 의자 높이 등 이것저것 나만의 최적의환경을 구축하고 공부를 하려고 했다. 물론 이러한 강박적인 사전 세팅도 집중하는데에 도움이 될 수 있다. 세계적인 테니스 선수 라파엘 나달도 경기를 시작하기 전에 물병 바로 놓기를 비롯한 12가지 정도의 자신만의 강박적인 루틴을 하곤 한다. 그런데 이러한 강박적 사전 루틴에 너무 집착하다 보면 진짜 해야 할 일에 집중을 못 하게 될수 있다. 의자 높이를 최적으로 하고 공부를 시작했지만, 자꾸 확인하고 싶어 또 의자 높이를 조절하게 된다. 이번에는 줄자를 가져와서 센치를 확인한다. 1~2mm 오차가 나는 것도 불편해서 반복적으로 의자 높이를 계속 조절한다. 이거를 하다 보면 그날 공부를 거의 못 한다고 보면 된다. 하지만 마음가짐을 바꾼 이후에는 일단 공부에 몰입했다. 무언가 강박 행동을 하고 싶지만 일단 공부를 하는 것이다. 그리고 강박 사고가 머릿속에 침투하지 못하도록 전투적으로 공부에 몰입한다.

이런 식으로 마음가짐을 바꾸다 보니 두 가지 장점이 생겼다. 우선 강박증 치료가 자연히 되었다. 스스로 노출훈련을 하는 효과를 보게 되었다. 불안한 대상에 대해서 노출을 반복적으로 하다 보니 어느 순간부터 더는 불안하지 않게 되었다. 하나의 강박증 항목이 클리어되는 순간이었다. 약의 도움 없이도 강박증을 이겨냈다는 자부심을 얻을 수 있었다. 두 번째는 엄청난 집중력을 발휘하게 되었다는 점이다. 강박적 불안감을 생각하지 않으려면 다른 곳에 최대한 집중을 해야 했다. 그래서 나는 공부, 일에 대한 집중을 최대한 올렸다. 전투적으로 몰입했다는 표현이 옳다. 조금이라도 집중이 흐트러지는 틈을 보이면 강박 사고가 또 침투하기에 나는 혼신의 힘을 다하여 집중했다. 그러다 보니 성과가 엄청나게 올라갔다. 그 후 3년 동안 책 6권, 논문 6편, 박사과정 수업 완료, 독서 500권 이상, 사업을 병행하였다. 불안감을 집중력으로 승화하다 보니 내 안의 엄청난 에너지를 발휘할 수 있었다.

이전에는 강박증이 원망스러웠다. 강박증만 없었다면 내 삶이 더욱 행복하게 성공한 삶을 살 수 있을 것 같았다. 어느 정도 맞는 말이다. 강박증이 없다면 내면적으로 좀 더 편안한 상태를 유지할 수 있기 때문이다. 그러나 좀 불편하더라도 강박증을 극복하고 이 에너지를 잘 활용한다면 엄청난 성과를 창출할 수 있다. 그래서 사회적으로 성공한 사업가, 스포츠 스타, 예술가들 중 강박증 환자가 엄청나게 많은 것이다. 그들 모두 강박증에 지기보다는 이를 실제 생산적인 에너지로 승화시킨 것이다.

강박증을 이기기 위해서는 우선 강박증을 이길 수 있다는 마음가짐이 필요하다. 나는 환자이기에 아무것도 못 하고 약을 복용하면서 살아야 한다라는 마음가짐을 지닌 사람들이 많다. 그냥 본인의 삶을 내동댕이치는 꼴이다. 예전에 강박증 클리닉에 잠깐 입원한 적이 있었는데 실제 그러한 사람들이 많았다. 약 복용량도 나보다 월등히 많았고 하루 종일 병원 안에서 심심풀이 게임을 하면서 시간을 보냈다. 하지만 강박증을 이기기 위해서는 당당히 사회로 나와야 한다고 생각한다. 물론 증상이 너무 심하면 어느 정도 조절이 필요할 수도 있다. 핵심은 절대로 강박증에 포기하지 말고 어떻게든 사회생활을 해야 한다는 것이다. 그러기 위해서는 굳은 다짐이 필요하다.

굳은 다짐을 했다면 이제는 행동해야 한다. 불편하고 불안했던 대상을 그냥 해보는 것이다. 불안하지 않냐구? 불안감이 들 겨를이 없을 정도로 집중을 하면 된다. 그러면 어느덧 강박적 불안감이 없어짐을 느낄 수 있을 것이다. 강박적 불안감이 없어지는 것에 더해 엄청난 집중력을 발휘하기에 성과도 엄청나게 상승할 것이다. 팁을 하나 주자면 나는 반복적인 음악 듣기를 일할 때 꼭 한다. 일할 때 강박 사고가 머릿속에 들어오는 것을 막기 위해서 반복적인 음악을 들으면서 일에 집중하는 것이다. 같은 음악이 반복되기에 리듬을 타면일에 집중하기가 쉬울 것이다.

## 02

# 미친 듯이
# 공부하다

약을 끊고 회사를 그만둔 후 공부에 매진했다. 공부를 열심히 하게 된 이유는, 우선 배움에 대한 열정 때문이었다. 회사를 다니는 독자분들은 다 공감하겠지만 회사원은 시간이 정말 없다. 출근, 회사 업무, 퇴근, 기타 회식까지 마치고 집에 돌아오면 정말 파김치가 되어 있다. 집에 와서 이제 좀 책을 보거나 공부하려고 하면 금방 피곤해져서 1~2시간 피곤한 몸을 이끌고 겨우 좀 공부를 할 뿐이었다. 회사를 다니면서 비슷한 업무를 매일 반복하다 보니 개인적인 성장이 없다라는 것을 많이 느꼈다. 특히 서울대, 포스텍과 같이 명문대를 나온 부장님들조차 최신 기술에 대해서는 거의 알지 못한다는 사실에 나 역시 훗날에 그렇게 될 수도 있다는 생각이 들었다. 그래서 회사 다니면서 나름대로 공부를 하려고 했지만 쉽지 않았다.

처음에는 아침 6시에 일찍 집에서 출발해서 회사 근처 도서관에서 공부하다가 9시에 회사에 출근하고 저녁 6시 퇴근 후, 또 간단히 도시락을 먹은 후 회사 근처 도서관에서 저녁 10시까지 공부를 하고 집에 왔다. 이런 식으로 하니 하루 5~6시간은 공부할 수 있었다. 문제는 2개월 정도 이러한 생활을 하다 보니 너무 피곤해서 건강에 문제가 왔다는 것이다. 잇몸에 염증이 생기고 목과 허리가 아팠다. 피부도 너무 안 좋아져서 피부과 진료를 받게 되었다. 그래서 이후에는 전략을 바꾸었다. 도서관에서 공부하는 시간을 줄이고 대신에 회사 근무시간 짬짬이 공부를 하는 것이었다. 관련 전공 공부를 하는 것이기에 문제가 없다고 생각하고 전공 서적, 논문을 근무시간 틈틈이 보았다. 그런데 주변 상사들은 내가 일을 하지 않는다고 생각했는지 이를 못마땅하게 여겼다. 특히 대표가 이런 나를 못마땅하게 여겨 인사위원회까지 회부 되었다. 인사위원회에서 "회사가 학교인가?"라고 대표가 나에게 말했던 기억이 있다. 시간이 많았던 대학교 다닐 때는 오히려 배움의 소중함을 몰랐는데 막상 회사를 다니면서 배움의 소중함을 느끼게 되었다. 그래서 회사를 그만둔 후 열심히 공부를 해보기로 마음먹었다.

둘째는 미래에 대한 막막함 때문이었다. 회사 다니면서 내가 회사와 정말 안 맞는다는 것을 느꼈다. 2년 반 동안 총 3곳의 회사에서 근무했다. 큰 회사부터 작은 회사까지 모두 경험했었다. 그런데 어떤 조직이든 너무 불편했다. 마치 닭장 속에 갇힌 닭의 신세 같았다. 다니는 것을 너무 힘들어하니 당연히 성과도 잘 나지 않았고 다른 팀원들도 이런 나를 불편해했다. 회사 다니기 싫었던 이유는 성장하는 느낌이 없었으며 여러 가지 강박증 상황을 겪게 되는 현실이 참기 힘들었다. 강박증에 대해서 좀 더 말하자면 나 혼자 일을 하면 그래도 강박증들 중 몇 개는 내가 통제하고 바꿀 수 있는데 회사에서는 단체생활이다 보니 그게 안 되었다. 예를 들어 조명이 마음에 안 든다고 내가 회사 사무실 천장의 조명을 바꿀 수 없었다. 책상이 마음에 안 든다고 기존 책상을 버리고 다른 책상을 살 수 없었다. 주변 사람들의 잡담이 시끄럽다고 조용히 하라고 할 수 없었다. 그래서 회사 다니는 하루하루가 정말 힘들었다. 그런데 집안 형편이 좋지도 않았고 경제적인 소득을 창출할 수 있는 곳이 회사뿐이었기에 고민이 많았다. 돈을 벌기 위해 앞으로 20~30년을 계속해서 할 자신이 없었다. 차라리 젊고 결혼을 안 한 20대에 빨리 그만두고 다른 길을 찾는 게 현명할 것 같았다. 그런데 나는 회사를 그만두면 할 수 있는 게 아무것도 없었다. 회사를 그만두고도 경제적인 활동을 독립적으로 하려면 특정 분야의 전문가가 되어야겠다고 생각을 했고 그래서 공부를 열심히 해보기로 하였다.

　마지막으로 강박 사고를 떨쳐버리기 위해서 공부에 매진하였다. 약을 끊고 회사를 그만두면서 시간이 많아지니 잡생각이 많아졌다. 그러다 보니 자연히 강박 사고도 더욱 많아졌다. 강박 사고만 해도 하루 종일 시간을 보낼 수 있을 정도였다. 그래서 강박 사고가 생기지 않도록 무언가 다른 곳에 몰입해야 했다. 그 몰입 대상을 공부로 정했다. 공부도 그냥 여유롭게 하지 않았다. 여유롭게 천천히 공부를 하면 강박 사고가 내 머릿속에 계속 침투했기 때문이다. 그래서 정말 전투적인 자세로 공부를 했다. 그래야만 강박 사고가 안 떠오를 수 있었다. 그렇게 공부를 하다 보니 나도 깜짝 놀랄 정도로 많은 양의 공부를 할 수 있었다. 출근도 하지 않아 시간도 많고 체력도 남았기에 하루에 7시간 이상을 몰입해서 공부할 수 있었다. 스톱워치로 재면서 하루에 7시간 이상 공부하는 것은 말처럼 쉽지 않다. 그것도 혼신의 힘을 쏟아서 공부하는 것은 더욱 힘들었다. 하지만 그 당시 나는 거의 매일 이렇게 공부를 했다. 이렇게 몇개월 공부를 하다 보니 예전에 몇 년 동안 공부한 양보다 훨씬 많은 공부를 할 수 있었다. 공부 방법은 논문, 서적, 온라인 강의를 활용했었다. 논문은 무료로 다운 받을 수 있고 책은 무료로 빌리거나 제본을 했기에 거의 돈이 들지 않았다. 코세라, 무크와 같은 온라인 강의도 무료 또는 저가였기에 비용부담이 크지 않았다. 거의 돈이 들지 않고도 쉽게 공부할 수 있는 재료가 많았다. 공부를 많이 하다 보니 실력에 대해서 자신감을 갖게 되었고 이후 프리랜서 생활을 하다 창업을 할 수 있었다.

제대로 공부를 해본 것은 그때가 처음이었다. 물론 중고등학교 때 입시공부를 열심히 하긴 했지만, 그 공부는 단순히 수능 문제를 더 잘 풀기 위한 문제풀이 공부였기에 진정한 공부라고 생각하지 않는다. 하지만 20대 후반부터 공부했을 때에는 내가 정말로 공부하고 싶었던 전공 공부를 심도 있게 공부하였으며 시간 나는 대로 인문학, 사회과학책도 많이 읽었다. 공부를 하다 보니 스스로 성장한다라는 느낌을 많이 받았다. 자신감도 생기고 말하는 언어 자체가 바뀌었다. 사람들과 이야기할 때 나의 생각을 주도적으로 말하게 되었다. 공부한 것을 스스로 생각하는 시간도 많이 가지면서 나만의 명확한 철학도 생겨 주변에서 멋지고 당당하다라는 평도 많이 들었다.

# 03

# 하나씩 정복해나가는
# 강박증 리스트

흔히 강박증을 겪는 환자들은 본인들이 죽어도 못 참는 강박증 항목이 몇 가지 있다. 가령 청결 강박증이 있는 환자라면 집에 들어와서 손을 최소 10번은 씻어야 안심이 되는 경우다. 일부 스포츠 선수들도 경기장 안에 들어설 때 금을 밟지 않고 피해 가는 강박현상을 보이곤 한다. 그 외에도 특정 색이나 숫자를 기피 하는 강박증, 반복적인 주문을 외워야 하는 강박증, 반복적인 동작을 해야만 하는 강박증 등 강박증 환자들이 필수적으로 해야만 하는 의식이나 행동 항목이 무수히 많다.

이러한 행위들은 너무 오랜 기간 해왔던 것들이라 안 하면 기분이 이상하고 불안감이 고조된다. 물론 일상생활에 큰 지장이 없다면 괜찮다. 누구나 약간은 징크스가 있거나 혹은 의미 없는 습관적인 행동을 하기 때문이다. 그러나 강박증 환자들은 이러한 것들이 일상생활에 지장을 줄 정도로 많거나 심하다는 게 문제다. 강박 행동 리스트가 너무 많아지고 이에 집착하게 되면 이에 집중하느라 에너지를 다 소비해서 금방 피곤해지고 시간적으로도 많이 소모하게 된다.

그래서 나는 강박 행동을 안 하거나(억제훈련) 혹은 강박적 사고가 발생하는 행위를 일부러 하는(노출훈련) 훈련을 스스로 하였다. 스스로 하기에 일정한 규칙을 정해 체계적으로 훈련을 해야 한다고 생각한다. 나의 경우 초기에는 무조건 강박 행동을 참거나 강박 사고가 발생하는 행위를 일부러 했다. 나 스스로 내가 가진 강박증 리스트를 알고 있기에 내가 겪고 있는 강박증 리스트들에 대해서 일부러 모두 억제훈련과 노출훈련을 했다.

결과는? 엄청나게 힘들었다. 그리고 결국 실패했다. 당연한 결과다. 10년 넘게 지켜오던 것들을 갑자기 바꾸려 하면 몸이 바로 반응을 한다. 심장이 너무 두근거려서 잠시도 집중하기가 힘들었다. 아침에 일어나면 하루를 시작하는 게 무서울 정도였다. 무엇보다 예민해져 주변에 짜증을 많이 냈다. 스트레스를 많이 받게 되어 목과 어깨가 뭉쳐서 아팠다. 종국에는 포기하고 다시 원래 하던 강박 행동을 그대로 다시 하게 되었다.

그렇다고 강박 행동으로 인해 인생을 고통 받으며 살아갈 수는 없었다. 강박증이 무서운 게 마약처럼 한번 빠져들면 점점 더 많이 강박 행동을 해야만 불안하지 않고 안심이 된다는 사실이다. 처음에는 특정 상황에서 한두 가지 행동만 하면 불안감이 사라졌다. 그러나 시간이 지날수록 한두 가지로는 더는 기분이 나아지지 않았다. 더 많은 강박 행동을 해야만 불안감이 없어졌다. 예를 들어, 나는 학창시절 시험을 볼 때 나만의 강박 행동 의식이 있었다. 처음에는 시험 전에 간단히 기도하는 정도였다. 이는 강박 행동이 아니라 시험 보기 전에 마음을 다듬고 정신을 집중하기 위해서 누구나 할 수 있다. 그러나 어느 순간부터 시험 전에 한 번 기도하는 것으로는 안심이 되지 않았다. 어려운 문제를 풀 때마다 기도가 필요하게 되었다. 그리고 더 심해져 모든 문제를 풀기 전에 기도를 해야만 했다. 종국에는 기도를 마칠 때 "아멘"을 외치는 횟수도 강박적으로 숫자를 세었다. "아멘"을 한 번만 외치면 안심이 안되었다. 7번은 외쳐야 안심이 되었다. 한 문제 한 문제 풀 때마다 기도하고 "아멘"을 7번씩 외친다고 생각해보아라. 제한시간 내에 시험 문제 푸는데에 집중해야 하는데 나는 문제를 풀 시간의 상당 부분을 강박적인 기도와 아멘을 외치는데 사용했다. 당연히 시험결과에 악영향을 끼칠 수밖에 없었다.

　단순히 중고등학교 시험 볼 때를 예로 들었지만 이런 식으로 모든 강박 행동이 점점 더 심해질 수 있다. 불안감을 줄이기 위한 목적으로 강박 사고가 이끄는 대로 강박 행동을 하면 결국에는 일상생활이 아예 불가능해져 버린다. 영화 '에비에이터'의 주인공으로 잘 알려진 억만장자 영화 제작자 하워즈 휴즈가 이같은 경우다. 하워드 휴즈는 세균 감염에 대한 강박증이 극도로 심했다. 어린 시절 어머니가 위생에 대해서 자주 주의를 주었기에 세균 감염이 되지 않기 위해서 자기만의 위생규칙(강박 행동)을 철저히 지켰다. 그러나 아무리 위생 규칙을 많이 만들고 철저히 지켜도 세균 감염에 대한 불안감을 지울 수 없었다. 세균이 조금이라도 침투할 가능성이 있는 모든 경로에 대해서 본인만의 위생 규칙(강박 행동)을 지키게 되었다. 악수하는 것도 불안해서 악수도 안 하고 옷을 입는 것도 옷에 묻은 세균이 몸에 묻을까 봐 불안해서 나체로 생활했다. 종국에는 아예 집밖에 나가지를 못하여서 집안에서 은둔하면서 세상을 떠났다.

　강박 사고가 나타날 때마다 무작정 강박증을 억제하는 행동을 할 수도 없다. 그래서 나는 나만의 전략을 세웠다. 내가 겪고 있는 강박증 항목 중 몇 개만 억제훈련, 노출훈련을 하고 나머지 항목들은 강박 행동을 그대로 하는 것이었다. 어제, 노출훈련을 하는 리스트를 만들어 해당 강박 행동을 1개월 동안 참았다. 1개월 동안 충분히 훈련한 후, 이제 해당 리스트들은 강박 행동을 안 해도 불안하지 않게 되었다. 그러면 다른 정복할 강박증 리스트들을 정해서 또 1개월간 훈련을 했다.

이렇게 게임 퀘스트를 깨는 것처럼 나의 강박증을 정복해가니 재미가 있었다. 다음 달에는 무슨 강박 행동을 이겨볼까 상상을 하게 되었다. 물론 훈련 중에 불안감이 계속 오긴 했다. 강박 행동을 하고 싶은 게 이번 달 훈련대상이면 하지 못하고 참아야 했기 때문이다. 이때에는 다른 강박 행동으로 얼른 나의 불안감을 풀었다. 쉽게 예를 들어보겠다. 이번 달 내가 정복해야 할 강박 행동 목록 중 하나가 의자 높낮이 그대로 놔두기로 해보자.(나는 강박적으로 의자 높낮이를 조절하면서 최적의 높이를 맞추려는 강박증이 있다.) 공부하거나 일할 때 의자 높이를 확인하고 다시 맞추고 싶은 강박 사고가 떠오르면 얼른 다른 강박 행동을 해서 불안감을 떨친다. 예를 들어서 휴대폰이 벨소리로 되었는데 다시 벨소리가 제대로 되었는지 반복적으로 확인하는 강박 행동을 하면서 의자 높이 조절 강박증에 대한 불안감을 해소하는 것이다. 물론 절대로 의자 높이를 다시 조절하면 안 된다.

이번 달 이기기로 한 강박증 목록은 내가 자주 보는 공간에 써 놓았다. 카카오톡 나의 채팅창에 올리거나 컴퓨터 바탕화면에 써 놓거나 책상에 써놓았다. 매일 보면서 이번 달 이기기로 한 강박 행동을 억제하거나 노출 시키면서 훈련해나갔다. 어느 정도 시간 이 지나면 처음에는 불안했던 대상이 전혀 불안하지 않게 된다. 이게 내가 겪고 있는 강박증이 맞나라는 의문이 들기도 한다. 그래서 시작이 반이다라는 말이 있는 듯하다. 처음 1~3일은 힘들지 만, 일주일이 넘어가면 어느 정도 견딜만하고 2~3주가 넘어가면 훈련을 하는지도 모를 정도로 불안감이 없어진다.

몇몇 강박증은 초반에 불안감이 극도로 심해서 어떠한 방법을 써도 불안감이 해소가 안 될 수 있다. 그럴 때는 쉬는 수밖에 없다. 눈감고 누워서 쉬어야 한다. 또는 나의 경우 기도를 하기도 했다. 나의 어려움, 불안감을 그대로 하나님께 말씀드리고 기도를 통해 용기를 구했다. 기도를 하고 나면 강박증을 이겨보고 싶다는 열정과 용기가 생겼다.

"너희는 강하고 담대하라 두려워하지 말라 그들 앞에서 떨지 말라 이는 네 하나님 여호와 그가 너와 함께 가시며 결코 너를 떠나지 아니하시며 버리지 아니하실 것임이라 하고." (신명기 31:6)

나는 10년 넘게 강박증을 심하게 겪어도 보았고 강박증을 거의 이겨내기도 했다. 한 가지 확실한 것은 강박증에 굴복했을 때보다 강박증을 싸워서 이겨나갔을 때 나의 삶이 훨씬 윤택해지고 발전하였다는 사실이다. 약물을 복용하여 호르몬적으로 불안감을 줄이거나, 또는 강박 사고가 하라는 대로 강박 행동을 하면서 불안감을 줄였을 때는 일상적인 생활이 제대로 되지 않았기에 사회, 경제적으로 삶이 제대로 흘러가지 않았다. 하지만 강박증을 싸워서 이겨야겠다고 마음을 먹고 실천에 옮겼을 때는 불안감은 몰려왔지만, 삶에 더욱 열정이 생겼고 사회, 경제적으로도 훨씬 나은 삶을 살 수 있었다.

## 04

# 기도와 명상은
# 나의 힘

강박증을 겪게 되면 기본적으로 굉장히 불안해진다. 그 불안한 상태에서 무언가 다른 일을 하게 되면 당연히 제대로 집중이 되지 않아 일도 안되고 불안감이 더욱 증폭되어 스트레스를 심하게 받게 된다. 내가 학창시절에 겪었던 상황이다. 학교 선생님, 부모님은 책상 앞에 앉아 있는 걸 중요하게 생각했다. 공부의 질보다는 책상 앞에 얼마나 오래 앉아 있느냐로 나를 판단했다. 그 기대에 부응하기 위해 공부할 때에 강박증이 몰려와도 무조건 앉아 있었다. 강박증이 있어도 일단 책상 앞에 앉아서 책을 읽으면 도움이 될 줄 알았던 것이다. 물론 큰 착각이었다. 성적은 성적대로 떨어지고 강박증은 강박증대로 더 심해졌다. 그런데 성적이 떨어지니 어머니는 더 공부를 해야 한다고 학원, 과외를 시켰다. 악순환이 반복되었다.

　강박증을 오래 겪다 보니 나만의 강박증을 통제할 수 있는 노하우가 생겼다. 그중 하나가 불안함을 겪을 때 우선 조용한 공간에 들어가 쉬는 것이다. 주변의 소음, 부산함, 일에 대한 압박감이 몰려오면 내 정신을 컨트롤할 수 없었다. 불안감에 강박 행동을 하게 되고 결국에는 강박증이 점점 더 심해질 뿐이었다. 그래서 나는 일단 불안하면 방에 들어가서 쉬었다. 주변의 소음을 완전히 차단하기 위해서 귀마개를 하고 어두운 공간에서도 안대를 쓰고 쉬었다. 아무도 없는 조용한 공간에서 30분 정도 쉬면 불안감이 금방 사라졌다.

　문제는 강박증이 몰려올 때 중간중간 30분 정도 쉴 시간적, 공간적 자유가 없을 경우다. 만약 매일 출퇴근하는 직장인이라면 근무시간 도중에 불안하다고 갑자기 귀마개와 안대를 쓰고 쉴 수 없는 노릇이다. 그리고 회사생활을 하게 되면 항상 주변이 부산하고 업무 외적으로도 신경 써야할 게 많아서 마음의 안정을 찾기가 쉽지 않다. 그러다 보니 당연히 강박증도 더 심해지기 마련이다. 그래서 강박증을 겪고 있다면 시간적, 공간적으로 자유로운 상황을 최대한 만드는 게 중요하다. 출퇴근과 재택을 병행하던가, 프리랜서를 하던가, 탄력근무를 하던가 어떻게든 최대한 자유로운 상황을 만드는 게 중요하다. 나의 경우 주 5일 출근할 때에는 쉴 여유 자체가 없었다. 회사도 강남구 대치동에 있었는데 우리 집은 서대문구 북가좌동에 있어서 출퇴근만 왕복 3시간이 넘게 걸렸다. 편하게 쉬고 마음을 비우는 여건이 생길 수가 없는 환경이었다. 집에 오면 피곤한 상태에서 다음날 출근을 위해 꾸역꾸역 잠을 잤다. 그러다 보니 스트레스는 스트레스대로 받고 업무에도 집중하기가 어려웠다.

회사를 그만두고 프리랜서 생활을 시작하면서 훨씬 더 시간적, 공간적 자유를 가질 수 있게 되었다. 그 이후에는 불안감이 증폭될 때에는 무조건 쉬었다. 아무도 없는 조용한 내 방에서 30분 정도 쉬면 불안감이 훨씬 가라앉았다. 이러한 행동을 명상이라 부르기도 한다. 위키백과에 명상의 정의를 보면 고요히 눈을 감고 차분한 상태로 어떤 생각도 하지 않는 것이라고 적혀있다. 명상은 종종 마음을 깨끗이 하고, 스트레스를 줄이며, 휴식을 촉진 시키거나, 마음을 훈련 시키는 데 도움이 된다.

와타나베 아이코가 쓴 『최강의 명상법』에 명상의 효과를 13가지로 정리해놓았다.

## 1) 스트레스 감소

심박수와 혈압 상승이 완화되고 스트레스 호르몬 '코르티졸'이 극적으로 저하됨.

## 2) 피로도 감소

깊은 호흡으로 휴식을 취하게 되어 피로가 누적되는 것이 예방됨.

## 3) 집중력 향상

명상 후에는 머릿속이 정리되고 상쾌하게 됨.

## 4) 평상심 유지

실패를 두려워하지 않음.

## 5) 업무 효율의 개선

평상심이 유지된 결과 업무 효율 개선이 연속적으로 이루어짐.

## 6) 판단력을 기를 수 있다.

위의 연속된 효과들에 의해 판단력도 좋아짐.

## 7) 싱크로시티(Syncrocity, 우연성)에 의해 좋은 일이 일어난다.

운이 좋아지거나 의미 있는 우연의 일치가 생김.

## 8) 소원이 이루어진다.

타이밍이 좋아지고 업무와 일이 원활하게 진행됨.

## 9) 창조력이 좋아진다.

일상생활 속에서 아이디어와 영감이 떠오름.

## 10) 인간관계가 좋아진다.

평상심이 생기고 상황을 객관적으로 볼 수 있게 되어 불필요한 충돌이 줄어든다.

## 11) 자신감이 생겨 안정성이 생긴다.

불안감이 안도감으로 바뀌고 근거 없는 자신감도 생김.

## 12) 일상생활에서 지극한 행복감을 느낀다.

조건 없는 행복감을 느낌.

## 13) 안티에이징 효과를 누리게 된다.

병을 예방하고 생리적 연령을 결정하는 '디히드로에피안드로스테론' (DHEA)과 항산화 물질로 노화 방지에 효과가 있는 '멜라토닌'이 상승함.

스티브 잡스, 마이클 조던, 존 레논, 오프라 윈프리, 도널드 트

럼프, 아놀드슈왈제네거 등 세계적인 위인들은 모두 명상 마니아였다. 그들은 모두 명상을 통해 심신을 안정시키고 목표를 명확히 하는 습관을 실천하였다. 특히 강박증 환자들에게는 더욱 필요한 습관이다.

명상 이외에도 나는 기도를 통해 마음을 다잡고 용기를 불어넣었다. 특히 금요일 저녁 철야 기도에 가서 자주 기도를 했다. 내가 가진 병(강박증)이 나를 힘들게 하지만 이를 통해 내가 더 강해지는 하나님이 주신 일종의 훈련과정이라고 생각했다. 그리고 이 훈련과정을 이겨냈을 때 더욱 내가 성장할 수 있으리라 확신했다. 그래서 어렸을 때는 강박증만 없었다면 좋을 거라고 생각을 하며 원망했지만 20대 후반에는 오히려 이를 장점으로 활용하였다. 강박증을 이겨내는 과정에서 생긴 에너지가 나의 삶에 큰 원동력이 되었기 때문이다.

만약에 내게 강박증이 없었다면 지금과 같은 삶을 살았을까? 아마 적당히 좋은 대학을 졸업한 이후 주변 내 친구처럼 대기업 또는 공기업에 다니고 있을 것이다. 하지만 강박증이 있었기에 더 치열하게 살게 되었고 남들과 다른 길을 걷게 되었다. 평범한 일반적인 회사생활 자체가 힘들었기에 나만의 실력을 키우기 위해서 열심히 공부했고 나만의 브랜딩을 하기 위해 책을 읽고 책을 썼다. 그리고 사업도 강박증이 만약 없었다면 애초에 생각도 안 했을 것이다. 가족, 친척 중에 사업을 하는 사람이 단 한 명도 없다. 친구들 중에도 사업하는 친구가 한 명도 없었다. 그럼에도 불구하고 일반적인 회사생활 자체가 거의 되지 않았던 나는 나만의 돌파구로 사업을 하게 되었다.

성경 속 인물인 사도바울은 꽤 심한 눈병을 앓고 있었다. 그러나 그 병이 있었기에 더욱 하나님께 매달리며 하나님의 사역을 행했다고 한다. 마찬가지로 사람은 약간의 자극이 있어야 더욱 정신을 차리고 살게 된다고 생각한다. 너무 완벽하고 편안하면 현실에 안주할 것이다. 지금 이 상태도 너무나 편안한데 굳이 무언가 더 해보려는 생각을 누가 하겠는가?

내가 겪고 있는 강박증이 오히려 나를 정신 차리게 해주고 도전하는 삶을 살게 해주었다고 생각한다. 그리고 그 과정에서 하나님께 지혜와 용기를 구하는 기도가 나에게 큰 힘이 되었다. 강박증이 심해지면 잠깐 삶에 비관적이고 강박증을 원망하다가도 기도를 하면 지금 주어진 강박증을 이겨내고 더욱 성장해있는 나를 기대하게 된다.

제5장

# 고맙다

'강박증'

# 01

# 천재들 중에 강박증 환자가 오히려 많다

"성공한 사람들도 모두 다 결점이 있다. 그들은 결점을 유리하게 이용하는 길을 알았을 뿐이다."

미국의 백만장자 사업가 겸 작가 시드니 프리드먼이 한 말이다.

강박증은 일상생활이 어려울 정도로 나를 힘들게 하는 병이기도 하지만 잘 통제한다면 긍정적인 방향으로 엄청난 에너지를 발생하게 하는 힘의 원천이 된다. 예를 들어보자. 청결 강박증 환자가 있다. 세균에 감염되는 것을 극도로 꺼리기 때문에 맨손으로 무언가 잡길 극도로 꺼리고 하루에도 몇 번씩 손을 반복적으로 씻는다. 이 환자의 머릿속은 세균과 청결에 관한 생각으로 가득할 것이다. 그래서 그 누구보다도 세균과 청결에 대해서는 완벽하게 알고 있고 이를 실천할 것이다. 물론 본인도 이렇게 행동하는 게 과도하고 비이성적이라고 생각하지만, 불안감 때문에 계속하게 되는 것이다. 만약 이 환자의 청결에 대한 집착이 다른 발전적인 방향으로 바뀐다면? 만약 이 환자의 집착 대상이 과학에 관련한 것으로 바뀐다면? 남들이 생각하지도 않고 별로 생각하고 싶지 않은 과학적 현상에 대해서 하루 종일 생각할 것이다. 꼼꼼하고 완벽하고 집요하게 계속 그것만 생각할 것이다. 그리고 결국 남들이 하지 못한 엄청난 성과를 거둘 것이다. 인류 역사상 가장 큰 업적을 남긴 과학자들 아인슈타인, 찰스 다윈이 이러한 케이스다. 이들은 모두 강박증을 지닌 과학자들이었다.

몇몇 강박증을 지녔던 성공한 유명인들을 더 소개하겠다.

제시카 알바. 그녀는 유명한 미국 여배우이다. 그녀는 어린 시절 강박증을 앓았다. 성장한 후 많이 좋아졌지만, 아직도 여전히 집을 나갈 때마다 집에 있는 모든 가전제품의 플러그를 뽑는 것에 집착한다. 자기통제에 대한 완벽주의 강박증을 겪고 있다.

루트비히 판 베토벤. 그는 청각 장애인이었지만, 최고의 작곡가

이자 음악가 중 한 명이다. 그는 강박증과 양극성 장애를 앓았다. 자신이 작곡한 곡에 대한 엄청난 완벽주의를 지니고 있었는데 조금만 마음에 안 들면 수정을 하는 게 아니라 곡 자체를 처음부터 새로 작곡했다.

미켈란젤로. 그는 모든 시대의 가장 위대한 예술가 중 한 명이었지만, 오로지 예술에만 집중했다. 외톨이였고 사회생활을 좋아하지 않아 특별한 이유 없이 대화에서 빠져나온 것으로 알려졌다. 안전에 대한 강박증이 있어서 잘 때도 신발과 작업복을 다 입고 잤다.

도널드 트럼프. 미국의 성공한 사업가이자 전 대통령이다. 세균 공포증으로 사람들과 악수하는 것을 피한다고 한다. 또한 세균 공포증으로 엘리베이터의 1층 버튼을 누르는 것을 피한다.

데이비드 베컴. 전 잉글랜드 축구 대표팀 주장이다. 그는 청결에 집착한다. 동시에 그는 모든 것이 짝수개로 배열되어야 마음이 편하다. 예를 들어, 유사한 것이 3개 있는 경우에는 하나를 제거하거나 하나를 추가하여 꼭 짝수개를 맞춘다. 냉장고에서 특정 음식이 홀수개 있으면 그것을 참지 못하고 짝수개로 맞추는 것이다.

저스틴 팀버레이크. 유명한 팝 싱어송라이터다. 인터뷰에서 저스틴 팀버레이크는 강박증과 주의력 결핍 장애를 앓고 있다고 고백했다. 그의 상태는 데이비드 베컴과 비슷하다. 짝수개에 집착한다. 동시에 냉장고에는 특정 물건만 채워져 있어야 한다.

이외에도 알렉 볼드윈, 카메론 디아즈, 찰스 디킨스, 샤를리즈 테론, 콜 포터, 사무엘 존슨 박사, 에밀리 로이드, 해리슨 포드, 하워드 휴즈, 하워드 스턴, 조이 라몬, 존 조지 헤이그, 존 리스트, 존 멜렌데즈, 캐시 리 기포드, 케이티 페리, 레오나르도 디카프리오, 마크 서머스, 마르셀 프루스트, 마틴 스콜세지, 메간 폭스, 마이클 잭슨, 나탈리 애플턴, 니콜라 테슬라, 페넬로페 크루즈, 로즈 맥고완, 로잔느 바, 사무엘 존슨, 윈스턴 처칠 경, 스티븐 제라드, 토마스 잭슨이 모두 강박증을 겪고 있다고 고백하였다. 아마 알려지지 않은 강박증 환자들은 더 많을 것으로 추정된다.

이들 모두 강박증을 겪었기 때문에 일상생활을 하는 가운데 불편함을 겪거나 더 심하면 절망감을 겪었을 것이다. 그러나 이들이 성공할 수 있었던 이유는 강박증과 싸우며 그 엄청난 정신적 에너지를 자신의 분야에 집중했기 때문일 것이다.

강박증 환자들은 일반적인 사람들과는 다른 운명을 갖고 태어

낮을 수도 있다. 잘되면 대박이지만 안되면 쪽박인, 모 아니면 도인 경우이다. 강박증을 지녔던 미국의 사업가, 비행사, 공학자, 영화 제작자인 하워드 휴즈는 생전에 강박증을 겪으면서도 엄청난 업적과 부를 이루었지만, 말년에 결국 강박증에 굴복하여 일상적인 생활이 불가한 상태까지 이르게 되었다. 그래서 아무도 만나지 않고 자택에 혼자서 칩거하다가 쓸쓸히 사망하게 되었다.

만약 지금 강박증을 앓고 있다면 이와 싸워야 한다. 절대로 강박 사고가 하라는 대로 순순히 하면 안 된다. 강박 사고가 비합리적이라는 사실을 계속 머릿속에 인식시키면서 노출훈련, 억제훈련, 명상 등을 통해 어떻게든 이겨나가야 한다. 아무 저항 없이 계속해서 강박 사고가 하라는 대로 삶을 살다가는 일반적인 삶조차 살 수가 없다. 당신의 강박증을 대하는 태도에 따라 당신은 엄청난 성과를 내는 사람이 될 수도 있고 일상생활이 불가한 무기력한 사람이 될 수도 있다. 하워드 휴즈가 젊은 시절에 엄청난 성공을 거둔 사람이었다가 말년에는 집 밖으로 나오지 못하는 무기력한 삶을 살았던 것처럼 말이다. 강박증을 대하는 태도에 따라 당신의 삶이 바뀔 수 있다.

# 02

# 강박증을 오히려
# 자신의 무기로 만들어라

만약 나에게 강박증이 없었다면 어떻게 되었을까? 단언컨대 지금과는 완전히 다른 삶을 살았을 것이다. 강박증이 없었다면 겉으로 보기에는 남들과 같은 평범한 삶을 살았을 것이다. 평범하게 학창 생활을 보냈을 수도 있다. 어쩌면 조금 더 수능 점수가 높은 대학교에 입학했을 수도 있다. 하지만 나의 삶에 대해서 깊이 있게 생각하는 시간을 과연 가졌을까? 강박증이라는 아픔이 있었기에 나에 대해서 더욱 성찰하고 숙고하는 시간을 가졌고 남들이 보기에는 특이하지만 엄청난 강점을 지닌 현재의 내가 있게 되었다고 생각한다.

좀 더 구체적으로 회사생활을 예로 들어보자. 대한민국에 사는 많은 회사원들이 마냥 신나서 회사를 다니는 것은 아닐 것이다. 그러나 나는 그 정도가 매우 심했다. 단 하루도 회사 가는 게 좋은 날이 없었다. 일요일 저녁만 되면 월요일부터 금요일까지 출근을 해야 한다는 공포감이 엄청나게 심했다. 회사 책상 앞에 앉으면 가슴이 두근거리고 괴로웠다. 나 자신을 내가 잘 알기에 부장님들처럼 20년 넘게 회사를 다닐 수 없을 것 같았다. 차라리 거지가 되는 게 훨씬 나아 보였다. 그래서 조직 생활이 아닌 독자적으로 할 수 있는 일을 찾았다. 정말이지 엄청나게 고민했다. 고민 후에 목표를 정하고 그 목표를 향해서 엄청나게 노력했다. 만약 내게 강박증이 없었다면 절대 그러지 못했을 것이다. 또래의 대기업 다니는 동기들은 대부분 대기업 명함과 월급에 안주하며 산다. 물론 그 친구들도 퇴사에 대한 욕망이 있다. 매일 출근하는 것을 좋아하는 사람들이 어디 있겠는가? 하지만 그 친구들의 욕망이 나보다는 크지 않았을 것이다. 내가 회사에서 느끼는 힘듦, 고통의 정도가 친구들이 느끼는 힘듦, 고통의 정도보다 훨씬 더 컸기 때문이다. 나는 엄청난 힘듦, 고통이 있었기에 철저하게 준비를 해서 창업에 도전하고 지금의 성공을 이룰 수 있었다. 내가 회사 다니면서 직장인으로서 느꼈던 비애를 우리 회사 직원들은 최대한 적게 느끼도록 타 회사들과는 다른 파격적인 정책을 내놓았다. 자율 출퇴근제, 파격적인 연봉, 연공서열이 아닌 철저한 성과주의, 독서 및 논문 토론 시간, 자유로운 피드백을 주고받는 시간, 회식 없음 등이다. 내가 회사생활 하면서 굉장히 힘들었던 제도들을 우리 회사 직원들은 느끼게 하고 싶지 않았다.

집중에 대한 강박증 예도 들어보겠다. 나는 조금이라도 소음이 있거나 집중하는데에 방해가 되는 게 있으면 참을 수 없다. 그래서 공부나 일도 카페, 도서관처럼 여러 명이 있는 곳에서는 하지 못한다. 여러 사람이 있으면 부산스럽고 주변 환경도 익숙하지 않아서 집중하기가 어렵기 때문이다. 회사를 그만두고 프리랜서 생활을 하면서 나만의 공부, 일하는 환경을 구축할 수 있었다. 집안에 최적의 공부, 일을 할 수 있는 환경을 구축해놓았다. 집중력이 최고가 되도록 조명, 가구, 컴퓨터 등의 환경을 구축해놓았다. 집중력을 최고로 끌어올리기 위해서 일할 때는 집중력에 도움이 되는 음악을 반복적으로 틀어놓고 일을 한다. 잠을 잘 때는 최고의 숙면을 취할 수 있도록 암막 커튼, 안대를 쓰고 비행기 조종사들이 끼는 귀마개를 귀에 꽂는다. 누가 보면 유난스럽다고 할 수도 있다. 하지만 나는 이렇게 해야 집중이 잘 되었다. 최고의 집중을 할 수 있는 환경을 세팅해 놓고 공부, 일에 빠져드는 것을 즐긴다. 이러한 증상들은 강박증이 맞지만 오히려 성과에는 도움이 되는 부분이다. 긍정적인 강박증이라고 볼 수 있다. 이러한 환경에서 나는 경영자로서 회사 일을 처리하고 작가로서 책을 쓰며 박사 공부를 병행한다. 회사프로젝트를 동시에 10개 넘게 하고 1년에 책을 3권씩 쓰며 매주 2편 이상의 논문을 읽고 연구하고 있다.

돈을 모으는 데에도 강박증이 도움이 되었다. 나는 원래 지독하게 돈이 없었다. 어렸을 때부터 부모님의 수입이 좋지 않아 돈이 없다라는 말을 부모님께 지독히 많이 들었다. 내가 어렸을 때 가장 많이 들었던 말이 "돈이 원수다.", "사는 게 지겹다.", "친척 누구누구는 능력이 있어서 수입이 이렇게 많은데 우리는 왜 이러냐", "우리가 돈이 어디 있니?" 이었다. 하나같이 돈에 대해서 부정적이고 나약한 말들이었다. 그래서 나는 성인이 된 후에 돈이 생기면 하고 싶은 곳에 다 써버렸다. 그래야만 어린 시절 돈 때문에 들었던 결핍감, 슬픔을 회복할 수 있을 것 같았다. 가진 돈을 몽땅 다 써버리니 내 통장에는 10만 원도 없었던 날이 많았다. 취업을 해서도 마찬가지였다. 나는 월급을 받으면 몽땅 써버렸다. 그러다가 휴대폰 요금 8만 원을 내지 못해 아버지께 대신 내달라고 한 적도 있었다. 정말로 나는 8만 원이 없었다. 27살 다 큰 성인이 휴대폰 요금 8만 원이 없어서 아버지께 내달라고 했을 때 나의 심정은 비참하기 이를 데 없었다. 더군다나 회사를 더는 못 다닐 것 같다는 생각이 들면서부터 더욱 돈을 모아야겠다는 생각이 들었다. 한 번 돈을 모아야겠다는 생각이 들자 나의 머릿속은 돈을 모아야겠다는 생각으로 가득 차게 되었다. 정말 자는 시간 빼고 일어나서는 하루 종일 돈 생각만 하게 되었다. 자는 순간까지 어떻게 하면 돈을 더 모을지 생각밖에 안 하게 되었다. 하루에 10만 원을 우습게 쓰던 내가 하루에 3천 원 쓰는 것도 아끼게 되었다. 초기에 돈을 모으기 위해 프리랜서 생활을 하며 프로젝트를 닥치는 대로 받았다. 프로젝트 하나하나가 돈으로 보였고 프로젝트 비용으로 받은 돈은 무조건 저축했다. 한번 돈 버는데 가속이 붙자 수입이 엄청나게 늘어났다. 프리랜서 소득으로 회사 월급보다 많은 월 400만 원 벌었던 날 여자친구에게 엄청나게 자랑했던 기억이 있다. 그런데 이후로 월 1000만 원에서 수입이 계속해서 늘어나 월 7000만 원까지 수입이 늘어났다. 사람은 생각하는 대로 이루어진다고 생각한다. 내가 가장 많이 생각했던 대로 실제로 이루어지는 것이다. 실제 돈에 집착하고 돈만 하루 종일 강박적으로 생각하다 보니 단 몇 년 사이에 엄청나게 수입이 증가하였다. 물론 그 과정에서 부작용도 있었다. 지나치게 돈을 아끼다 보니 인색하다는 평을 들었으며 고객에게 빨리 대금 지불을 해달라고 독촉하여 불편하다는 말도 종종 들었다. 하지만 지금은 이것도 많이 극복하여 가까운 지인들에게는 많이 베풀고 있으며 고객이 불편하게 느끼지 않게 대금 지불 요청을 하고 있다.

강박증 환자는 일반 사람들과 다르다. 고집이 세고 집착적이며 예민하다. 본인만의 개성이 강해서 다루기 어렵다. 그래서 조직에 적응하지 못하고 낙오자가 될 수도 있다. 하지만 역으로 생각하면 자신만의 개성과 강점을 그 누구보다 발전시킬 수 있는 성격이다. 강박증을 원망하기보다는 강박증의 성격을 강점으로 생각하고 잘 이용하면 최고의 무기가 될 수 있다. 만약 당신이 강박증 환자라면 평범하게 살려고 노력하지 마라. 어차피 당신은 평범하게 살 수 없다. 평범하게 살려고 노력하면 할수록 더 삶이 힘들어질 것이다. 마치 안 맞는 옷을 억지로 입는 것과 같다. 대신 비범하게 살면 된다. 당신은 비범하고 특별하다. 주변의 평범한 사람들과는 다른 대단한 사람이다. 당신이 가진 특이한 성격을 당신의 발전에 도움이 되는 방향으로 이용하라. 엄청난 에너지로 작용할 것이다.

# 03

# 절대로
# 포기하지 마라

강박증이 심해지면 보통 의사 선생님들은 입원을 권유하곤 한다. 강박증 클리닉 센터에 입원을 하게 되면 수많은 강박증 환자들과 함께 지낸다. 나도 증세가 심해졌을 때 입원을 한 적이 있었다. 나의 경우 도저히 견딜 수 없어서 며칠 만에 퇴원했다. 입원을 하게 되면 환자들의 일상은 다량의 약을 복용한 후 그냥 가만히 있는 거였다. 정말 그게 다였다. 물론 의사 선생님과 주기적으로 상담을 하지만 형식적인 수준이었다. 물론 개인적인 나의 생각이지만 하는일이라곤 약 먹고 동료 환자들과 TV보고 보드게임을하는 게 전부였다.

물론 증상이 심할 때는 이러한 방법이 증상 완화에는 도움이 될 수 있다. 약을 먹고 사회에서 격리되어 동료 환자들과 함께 오락을 즐기며 지내면 당연히 강박증이 많이 없어질 것이다. 그러나 평생 그렇게 지낼 것인가? 1~2주 정도야 그럴 수 있지만 나와 함께 지냈던 대부분의 동료들은 수개월을 그곳에서 보냈다. 더욱이 퇴원하기 싫어서 병동 입원 생활 연장을 원하는 환자들도 꽤 있었다. 이는 강박증 치료가 아니라 일시적인 증상 완화일 뿐이다. 다시 사회에 나가면 강박증이 생길 것이다. 그때에는 더 심해질 수 있다. 병동 안에서 편하게 지내다가 경쟁적이고 치열한 사회에 나오면 적응이 안 되고 더욱 불안할 것이다. 그리고 다시 병동 입원실을 찾을 것이다.

흔히들 강박증 환자들은 강박증을 회피하려 한다. 자신이 불안해하는 대상이나 현상을 피하는 것이다. 그러면 불안감이 많이 경감되기 때문이다. 입원하는 환자들의 심리도 마찬가지라고 본다. 입원실 안에는 모두 강박증 환자들이고 주변 의료진도 자신의 증상을 알고 있기에 자신들이 원하는 대로 할 수 있다. 병동 안에서는 불안한 대상이나 현상을 쉽게 피할 수 있다. 그러나 과연 평생 그렇게 살 수 있을까? 절대 그렇지 못한다. 내가 장담할 수 있다. 아무리 불안해하는 대상이나 현상을 피하려고 해도 정상적인 사회생활을 하는 사회인이라면 100% 피하는 것은 불가능하다. 하워드 휴스처럼 아무도 들이지 않는 집안에서 혼자 칩거하지 않는 이상 100% 자신이 원하는 대로 강박증을 회피할 수는 없다.

나 역시 무수히 강박증을 피해 보려고 노력했었다. 내가 겪고 있는 불안한 대상과 현상을 리스트로 만들고 철저히 그것들을 피해 보았다. 물론 남들 모르게 해야 했다. 남들이 이런 나를 알면 이상하게 생각할까 봐 두려웠기 때문이다. 결과는 어떻게 되었을까? 번번이 무참히 실패하였다. 실패할 때마다 더욱 철저히 계획을 세우고 조심을 해보았지만, 여지없이 실패했다. 사회에서 생활하게 되면 내가 통제할 수 없는 대상이 무조건 있기 마련이다. 만약 본인이 회사원이라면 회사 동료, 사무실 환경 등은 본인이 통제할 수 없는 대상이다. 예를 들어 사무실 인테리어가 대칭이 안 맞다고 직접 인테리어를 해서 대칭으로 구조를 바꿀 수는 없는 노릇이다. 강박증 환자는 불안한 대상을 피해야 하는데 자신의 통제 밖 영역에서 내가 피해야 하는 대상이 닥칠 수 있다. 아무리 조심하고 예측해보아도 결국 한 번쯤은 마주칠 수밖에 없기 마련이다. 그렇게 불안한 대상을 마주치게 되면 이후에는 더욱더 조심하게 된다. 더욱 조심하고 예측하고 계획해야지 불안한 대상을 마주치지 않을 거라 생각하게 된다. 그러다 보면 부작용이 발생한다.

우선 정신적으로 굉장히 피곤한 삶을 살게 된다. 남들은 별생각 없이 일상적으로 하는 것을 강박증 환자는 일일이 주의를 기울이며 하게 된다. 예를 들어 길을 걸을 때 남들은 그냥 앞을 보고 걷는데 강박증 환자는 바닥을 면밀히 살피며 금을 밟지 않도록 조심한다. 매 순간 강박증 대상을 회피하기 위해 정신을 곤두세우기 때문에 정신적으로 굉장히 피로해진다. 그러면 결국 집중해야 할 공부, 일에는 집중을 하지 못한다. 이미 에너지를 다 소진해서 피곤하기 때문이다. 나의 경우도 학창시절 공부를 하기 전에 펜, 책상 위의 필기도구 정렬, 의자 등을 완벽하게 하려고 집착하였다. 완벽한 세팅을 갖추기 위해 집착했고 어느 정도 세팅이 잡히고 공부를 시작하려면 이미 피곤해져 있어서 공부를 잘할 수가 없었다.

또한 은둔형 외톨이가 되기 쉽다. 다른 사람들과 어울리다 보면 다른 사람을 내가 통제할 수는 없다. 자신이 왕이 아닌 이상 다른 사람들에게 내가 강박증 환자라서 이런 것은 싫어하니 이런 행동은 하지 말아 달라고 말할 수 있는가? 물론 가족이나 가까운 지인에게는 어느 정도 양해를 구할 수 있다. 그러나 사회에서 만나는 모든 사람들에게 그럴 수 있는가? 대중교통을 타서 처음 보는 사람들에게 자신의 눈에 거슬리는 동작을 하지 말라고 말할 수 있는가? 불가능하다. 결국, 세상 속에서는 원하지 않는 행동, 현상을 마주칠 수밖에 없다. 그래서 자꾸 피하려고만 하면 종국에는 사회를 피하고 은둔형 외톨이가 되게 된다. 자신이 통제할 수 있는 바운더리 안에서만 생활하게 된다. 그게 편하기 때문이다.

본인 스스로를 피곤하게 하면서 은둔형 외톨이로 살고 싶은 가? 그렇지 않다면 강박증과 싸워야 한다. 물론 그렇다고 할지라도 강박증을 완전히 없앨 수는 없다. 세상 사람 모두 다 정도의 차이는 있지만, 강박증을 지니고 있다. 하지만 점차 강박증을 이겨나가야 한다는 의지는 분명히 갖고 있어야 한다. 그렇지 않고 나는 힘드니깐 피해야지 생각한다면 강박증이 점점 더 심해져서 일상생활이 힘든 지경까지 올 것이다.

나도 20년 동안 강박증과 싸워왔다. 심한 증상은 대부분 이겨 냈지만, 아직도 강박증을 달고 살고 있다. 나는 커피숍이나 도서관에서 공부나 일을 하지 못한다. 나만의 공간이 아니면 공부나 일에 도무지 집중을 하기가 어렵다. 그러나 이러한 증상이 일상생활에 문제가 되지는 않는다. 왜냐하면 공부나 일은 나만의 바운더리에서만 하면 된다. 내가 꼭 사람들이 북적북적한 카페에서 공부나 일을 할 필요는 없기 때문이다. 밖에서 들리는 소음은 창문을 닫으면 되고 가족들에게 공부나 일을 할 때는 조용히 해달라고 요청하면 되기 때문이다. 즉 몇몇 강박증이 여전히 있지만, 일상생활에는 큰 문제가 없다.

일상생활에 문제가 되었던 강박증들은 대부분 이겨내었다. 외모에 대한 강박증이 심했던 시기가 있었다. 특히 키에 대해서 집착이 강했다. 키 재는 기구를 집에 들여놓고 하루에도 100번씩 키를 반복적으로 쟀다. 내 키는 183~185cm 정도이다. 오전에 키를 재면 보통 184가 넘었고 저녁에 키를 재면 183이 넘는 수준이다. 키를 더 키우고 싶어서 엄청난 노력을 했다. 성인이 되면 성장판이 닫혀서 키가 안 크는데도 혹시 조금이라도 클 수 있을까 봐 스트레칭과 줄넘기를 열심히 했다. 키를 키우기 위해 척추교정도 받았다. 일상생활에 문제가 된 건 구두였다. 키가 커 보이기 위해 항상 구두를 신고 다녔다. 그런데 일반적인 구두 굽도 성에 차지 않아 키높이 구두를 신었다. 키높이 구두가 보통 3~5cm였는데 나는 7cm 구두를 신고 다녔다. 당연히 이것은 척추에 엄청난 무리를 준다. 거의 3년 동안 매일 외출할 때마다 키높이 구두를 신고 다녔는데 결국에는 허리와 목이 안 좋아지게 되었다. 나는 아직까지 주 2회씩 재활의학과에 가서 물리치료와 도수치료를 받고 있다. 키높이 구두에서 운동화로 바꿔 신은 날은 외모에 대한 자신감이 떨어져서 밖에 나가기가 무서울 정도였다. 사람들을 만나면 모두 나를 쳐다보는 것 같았다. 특히 원래 알던 지인은 더 만나기가 싫었다. 작아진 나를 보여주는 게 창피했다. 그래도 결국에는 이겨내고 지금은 나갈 때 운동화만 신고 나간다. 건강을 위해 어쩔 수가 없는 결정이었다.

# 04

# 나는 반드시
# 성공한다

대다수 강박증 환자들은 항상 침체되어있다. 소위 말해 자신감이 매우 결여되어있다. 사회생활을 잘하지 못하고 사회에서 부적응자, 낙오자 취급을 받기 때문에 스스로 위축되고 매사에 자신감이 없는 것이다. 이런 자신감 없는 태도는 강박 증상에도 악영향을 준다. 강박증은 스스로와의 싸움이다. 스스로와 맹렬한 싸움이 절대적으로 필요한 병이다. 그런데 정신적으로 이미 패배주의 마인드에 휩싸여 있는데 어떻게 병을 이길 수 있겠는가?

강박증 환자는 일반인과 다르다. 그렇기에 일반적인 사람들이 생활하는 방식을 그대로 따라 하려고 하면 힘들다. 당연히 사회생활이 힘들다. 일반인들은 무의식중에 아무렇지도 않게 하는 일 상생활을 강박증 환자들은 매우 불안하고 힘겹게 한다. 아무리 일반인들처럼 평범하게 살려고 해도 그럴수록 스트레스를 받는다. 또는 사회에서 스트레스받는 게 싫어서 아예 도피해버리고 자신 만의 동굴에 들어간다. 참고 버텨도 힘들고 아예 포기하고 동굴로 들어가자니 낙오자가 된 거 같아 그것도 못 할 노릇이다. 그러면 강박증 환자들은 어떻게 해야 할까?

강박증을 오히려 장점으로 바꾸면 된다. 꼭 일반인과 똑같이 살 필요가 없다. 강박 증상이 매사에 집착적이고 자꾸 확인해야 만 하는 부작용이 있지만 반대로 장점도 많다. 강박증 환자는 다 른 사람들에 비해 꼼꼼하고 깊이 있는 생각을 많이 하는 사람들 이 많다. 쉽게 말하면 사고력이 뛰어나다. 그래서 강박증 환자 중 에 공부를 잘하는 사람이 꽤 많다. 하나에 집착하는 증상을 좋은 대상으로 바꾸면 성공으로 가는 지름길이 될 수도 있다. 예를 들 어 특정 과학 발명에 미치도록 매달리는 강박증 환자가 있다고 하 자. 평범한 다른 사람들에 비해서 당연히 성공 확률이 높지 않겠 는가? 당신이 하루 24시간 내내 특정한 것에만 미치도록 매달리 는데 그것을 못 하겠는가? 무조건 해낼 것이다. 강박증 환자들은 그런 기질을 내면에 갖고 있다. 그래서 나는 강박증이 오히려 장점 이라고 생각한다. 평범해지기 싫은 사람들에게 성공하기 위한 무기라고 생각한다.

강박증 환자들의 생각 구조는 보통의 평범한 사람들과 다르다. 일반 사람들의 생각 구조는 여러 가지가 복합적으로 있다. 일, 공부, 운동, 연애, 건강, 식사, 사회 이슈, 경제 등 여러 가지를 동시에 생각할 것이다. 하루에 5만 가지 생각을 한다는 말이 있을 정도로 인간은 여러 가지 생각을 복합적으로 한다. 하지만 강박증 환자는 다르다. 어떤 대상에 꽂히면 그것만 생각한다. 그 대상이 사회적으로 가치가 있는 것이든 아무짝에도 쓸모없는 것이든 특정 대상에 꽂히면 거기서 헤어나올 수 없다. 물론 이 증상이 너무 심해지면 정상적인 생활에 문제가 될 수 있기에 스스로 어느 정도 컨트롤을 하려는 노력이 필요하다. 그러나 아무리 일반인처럼 살아보려고 해도 강박증 환자는 그렇게 될 수 없다. 그냥 자기 자신을 어느 정도 인정하고 사는 게 더 현명하다.

그래서 이왕이면 생각의 구조를 사로잡는 꽂히는 대상을 사회적으로 가치가 있는 대상으로 해야 한다. 또 사회에 적응하지 못해 부정적이고 패배주의에 가득했던 마인드를 자신감 있는 마인드로 바꾸어야 한다. 이 두 가지만 바꾸어도 당신은 무조건 성공할 것이다. 일반 사람들과는 다른 비범한 인물이 될 것이다.

나는 10대 때부터 강박증에 시달렸다. 강박증을 장애라 생각하고 부끄럽다고 생각했다. 그래서 매달 학교를 조퇴하고 정신건강의학과 진료를 위해 병원에 갈 때도 친구들에게는 위염 때문에 간다고 거짓말을 했다. 20대에 들어와서도 강박증을 부끄럽게 생각하여 숨겼다. 남들과 똑같이 살아보려고 노력했다. 그런데 그게 잘 안되었기에 약에 의존하며 겨우겨우 살았다. 회사에 취업해서 대한민국 직장인들이 다 하는 평범한 회사생활을 너무나 하고 싶었다. 그래서 직장생활을 잘하기 위하여 나름 최선을 다했다. 그런데 내 몸에 안 맞은 옷을 입은 듯 너무나 불편했다. 나는 한 가지 대상에 집중적으로 파고들어 나의 열정을 쏟고 싶었는데 회사는 그게 불가능했다. 잡무, 회의, 회식, 부산스러움 등이 나의 신경을 곤두서게 하였다. 종국에는 포기하고 회사를 그만두고 내가 하고 싶은 길을 찾아서 나아갔다. 남들이 모두 걱정하며 말렸지만 내 인생 최초로 도전을 해보고 싶었다. 그 이후 나의 삶은 너무 재밌게 펼쳐졌다. 내가 하고 싶은 일에 내 방식대로 열정을 쏟을 수 있었다. 사회가 요구하는 방식이 아닌 나만의 방식으로 일을 하니 재미도 있고 열정도 샘솟았다. 약도 더는 안 먹어도 되었다. 약을 안 먹으니 강박 증상이 훨씬 더 세지긴 했다. 그런데 나는 더 세진 강박 증상을 내 공부와 일에 집착하도록 유도했다. 강박 증상은 더 세졌지만 그럴수록 나의 성과가 더 올라갔다.

앞에서 짧게 소개한 스페인의 프로 테니스 선수 라파엘 나달을 한 예로 들어보겠다. 그는 시합 전에 늘 찬물로 샤워를 하고, 경기장에서는 로고가 정면에 위치하도록 하여 물병을 줄 세운다. 양말을 신을 때도 로고가 늘 정확하게 동일한 방향을 바라보도록 신어야 하며, 상대 선수와 심판을 기다리게 하면서까지 자신의 벤치 부근에서 몸을 푼다. 베이스라인을 넘을 땐 반드시 오른발이 선을 넘도록 하며 절대 선을 밟지 않는다. 매 포인트 직후 수건으로 땀을 닦는데 왼쪽 얼굴을 먼저 닦고 오른쪽 얼굴, 팔순으로 닦는다. 왼편 어깨, 오른편 어깨의 셔츠 부분을 차례로 매만진 뒤 코를 한 차례 쓰다듬고, 다시 왼쪽 귀와 오른쪽 귀를 만진다. 매번 서브 때마다 엉덩이에 낀 바지를 뒤로 빼고 몇 분간 볼을 튀긴다. 한 유튜브에 나오는 영상을 보면 나달이 서브를 넣기 전 무려 76번이나 공을 튀겼던 일을 확인할 수 있다. 단순히 '시간 끌기'라고 비난을 받기도 하지만 그가 서브를 넣기 전 오랫동안 공을 튀기는 것은 자신이 원하는 심적, 환경적 상태에 이를 때까지 동일한 행위를 반복하는 것일 뿐 시간을 끌려는 목적은 딱히 존재하지 않는다는 점에서 이 모든 행위가 그의 강박적 성향으로 인한 증상이라 판단할 수 있다. 하지만 이러한 강박 행동을 하면서 그는 테니스 경기에 온 정신을 집중한다. 그 결과 개인전 통산 1000승을 넘게 하였으며 승률은 83%나 된다. 세계랭킹 1위를 다투며 로저 페더러, 노박 조코비치와 함께 테니스계의 빅3로 불리 운다.

# 정신질환을 겪었던 천재들

천재성이 광기와 공존하는 경우가 매우 많다. 교육학에서는 이러한 경우를 '2E'라고 부르는데 'Twice Exceptional'의 줄임말이라고 한다. 두배로 예외적이라는 표현을 쓰는 건데 천재성이 자폐증, 난독증, 아스퍼거 증후군, 강박증, ADHD 등과 공존하고 있는 경우다. 특히 영재 중 약 10%가 ADHD에 해당한다는 학계의 연구결과도 있다. 또한 ADHD 환자가 강박증 환자로 이어질 확률도 높다는 연구결과도 있다.

ADHD, 강박증이 있는 사람은 어떠한 과제를 수행하는데 있어 집중력이 부족하다는 잘못된 인식이 널리 퍼져 있다. 이들은 분명 일상에서 부주의한 증상들을 드러내지만, 그들이 관심을 두는 특정 영역에서는 고도의 집중력을 발휘할 수 있다는 사실을 알아야 한다. 이들은 다른 사람들의 생각에 흔들리지 않고 한 문제에 깊이 빠져드는 경향이 있으며, 보통 사람 서너 명이 평생 이룰 업적을 혼자서 다 이루어내는 경향이 있다.

마이클 펠프스는 20개가 넘는 금메달을 획득한 수영선수지만, 이 성공적인 결과의 많은 부분을 자신의 ADHD 덕분이라고 믿고 있다. 펠프스는 학창시절 그 어떤 것에도 제대로 집중을 하지 못한다는 평을 들었을 만큼 산만한 아이였다. 7세에 ADHD 판정을 받아 약물을 복용하기에 이르렀다. 하지만 그는 수영을 통해 자신의 충동성과 공격성을 제어하겠다고 선언하면서 약물 복용을 중단했다. 그는 수영할 때는 자신의 집중력을 최대한 끌어모을 수 있었다. 자신의 타고난 과도한 에너지를 수영에 선택적으로 집중시킴으로써 ADHD를 극복할 수 있었다.

제6장

# '굿바이! 강박증'

## 변화 프로세스

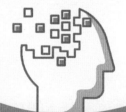

# 01

# 기분을
# 좋게 하라

강박증의 가장 큰 적은 스트레스다. 스트레스를 받을수록 강박 증상이 심해진다. 그래서 스트레스를 많이 받는 수험생들 사이에서 특히 강박증이 만연해있다. 수험생이 아니더라도 고도의 긴장감 속에서 경기를 하는 스포츠 선수들에게도 강박증을 많이 찾아볼 수 있다. 또한 강박증을 겪으면 침울해지기 쉽다. 의학적으로도 강박증을 우울증과 연관하여 항우울제를 처방하기도 한다. 강박증 환자 중 많게는 60~80%까지 우울증이 확인되고 있으며, 일반적으로 강박증의 1/3 정도 주요 우울증이 동반된다는 연구결과가 있다. 역으로 우울증 환자의 22~38%가 강박증을 호소한다는 연구결과도 있다.

강박증 유형별 정서 상태와의 연관 관계를 밝힌 연구들도 있다. 강박증의 증상 중 저장강박증은 우울증, 불안증, 사회적 기능 이상과 관련이 있으며, 다른 강박 증상을 가진 환자보다 우울감을 더 크게 느낀다. 이에 대해 저장증상을 가진 강박증 환자는 물건을 버리는 것을 상상하는 것만으로도 상실감이 자극되어 우울감이 유발되기 때문이라는 설명이다. 씻기, 확인, 의심 강박증은 분노 억제와 관련이 깊으며 우울 증상이 동반된다고 한다. 특히 확인 강박증은 불확실한 상황에 대해서 참지 못하기 때문에 분노 억제와 관련한 우울증이 더욱 심각하다고 한다. 성적, 종교, 대칭, 질서 강박증 환자들은 조증 흥분과 우울이 주기적으로 번갈아가는 양극성 장애와 관련이 높다. 여러 연구결과를 정리했지만, 쉽게 말하면 강박증이 정서, 기분과 굉장히 관련이 깊다는 뜻이다. 따라서 병원에서는 강박증을 치료하기 위해서 인위적으로 기분을 고양 시키는 항우울제를 처방하는 것이다.

하지만 한 번 약에 의존하게 되면 더는 끊기 힘들어질 수 있다. 내가 경험해보아서 확실히 말할 수 있다. 마치 마약처럼 약을 먹으면 긴장이 풀어지고 기분이 좋아진다. 그런데 약을 끊으려고 참아보면 우울해지고 기분이 가라앉고 불안해져서 참을 수가 없어진다. 따라서 약에 의존하기보다는 자연적으로 기분을 좋게 하여 우울증과 강박증을 치료하는 게 바람직하다.

기분을 좋게 하려면 우선 충분히 쉴 수 있는 자유가 있어야 한다. 매일 치열한 사회에서 압박감 속에 살아가는 현대인에게는 쉽지 않은 자유다. 하지만 온전한 휴식이 있어야 스트레스를 줄이고 기분을 고양 시킬 수 있다. 따라서 내가 원하는 시간과 내가 원하는 장소에서 쉴 수 있는 환경을 무조건 구축해야 한다. 만약 당신이 매일 출퇴근 지옥을 치루고 야근을 많이 하는 회사에 다닌다면 이런 환경 자체가 구축이 안 될 것이다. 그러면 스트레스가 쌓이고 우울증과 강박증이 심해질 것이다. 이미 휴식을 자유롭게 취할 수 있는 환경 구축에 실패한 상태라면 이제라도 바꾸어야 한다. 회사가 멀다면 가까운 회사로 이직을 해야 하고 야근이 많은 회사라면 야근이 없는 회사로 이직을 해야 한다. 또는 재택근무를 병행하거나 주 4일 일하는 회사로 이직하는 것도 좋은 방법이다. 쉬는 방법, 장소도 본인이 원하는 환경에서 하여야 한다. 나의 경우에는 조용한 공간에서 명상을 하거나 독서를 통해 쉰다. 그래서 나의 휴식공간을 일하는 공간, 공부하는 공간 못지않게 소중히 여기고 내가 원하는 최적의 환경으로 구성하였다.

둘째, 기분을 좋게 하는 활동을 하는 것도 좋다. 집, 회사만 왔다 갔다 하기보다는 다양한 활동을 하며 이색 체험을 하면 기분이 좋아질 수밖에 없다. 여행가기, 미술관 가기, 산책하기, 맛있는 음식 먹기, 쇼핑하기, 수영하기 등 재미난 것들을 자주 해보아라.

훨씬 기분이 좋아질 것이다. 돈이 꽤 들 수도 있다. 하지만 단순히 소비가 아니라 나의 삶을 고양 시켜주는 경험이라 생각하고 투자한다는 생각으로 소비를 해야 한다. 좋은 기분으로 일을 하면 성과가 높아질 것이다. 물론 이러한 활동들을 혼자 하기에는 무리가 있다. 보통 애인과 함께하는 경우가 많다.

셋째, 사랑하라. 사랑을 하면 스트레스 호르몬을 억제하는 성호르몬 분비가 왕성해지고 도파민 분비도 늘어난다. 도파민은 즐겁고 유쾌한 기분을 느끼게 하는 호르몬인데, 사랑에 빠지면 분비량이 늘어난다. 사랑의 건강효과는 '사랑한다'는 말로도 나타난다. 연세대 사회복지학과 김재엽 교수팀이 노인 남성을 대상으로 7주간 배우자에게 '사랑한다, 미안하다, 고맙다'는 표현을 매일 하게 했더니 매일 이 말을 반복한 그룹은 혈액 내 산화 스트레스 지수가 50% 감소했고, 항산화 능력 지수는 30% 증가했다. 이 외에 우울증이 개선되고 심장 박동이 안정되기도 하였다. 특히 키스나 포옹을 하면 옥시토신이 많이 분비돼 연인의 애정을 높여 주고 행복한 기분을 느끼게 한다. 시토신은 신체 건강과 정신건강에 모두 좋다는 연구결과가 있다.

마지막으로 긍정적인 생각과 말을 하는 자세를 가져라. 부정적인 생각을 많이 하고 부정적인 말을 많이 하는 사람들은 실제로 그런 현실을 사는 경우가 많다. 항상 부정적인 결과만 기대하는데 현실이 그보다 나을 리가 없기 때문이다. 반면 항상 낙관적인 결과를 기대하는 긍정적인 사람들 중 실제 현실이 낙관적으로 나타나는 경우가 많다. 강박증 환자들은 우울증을 동반하기 때문에 의기소침하고 부정적인 태도를 보이기 쉽다. 따라서 의식적으로 부정적인 태도를 긍정적인 태도로 바꾸려고 해야 한다. 부정적인 생각 -> 부정적인 결과 -> 더 부정적인 생각 -> 더 부정적인 결과의 악순환이 반복되기 때문이다. 이러한 악순환을 의식적으로 끊어야 한다. 그러면 남들이 보기에는 조금 과하다 싶을 정도로 의식적으로 긍정적으로 생각하고 긍정적인 말만 해야 한다. 자기 전에 누워서 내일, 1년 후, 10년 후 행복하고 성공해 있을 자신을 상상해보자. 또한 '감사합니다. 사랑합니다. 행복합니다. 나는 할 수 있습니다.' 와 같은 말들을 자주 해보자. 의식적으로 자주 할수록 내재화되어 실제로 긍정적인 사람이 될 것이다.

## 02

# 하나씩 두려운 상황에
# 일부러 맞닥뜨려라

강박증 환자들은 본인마다 두려운 상황이나 대상이 있다. 남들은 아무렇지도 않게 일상생활에 녹아드는 상황이 강박증 환자에게는 누구보다 두려운 대상이다. 그러나 강박증 환자 본인 스스로도 잘 알고 있다. 자기가 두려워하고 있는 대상이 합리적이지도 이성적이지도 않다는 것을. 그래서 혼자서 끙끙 앓고 있다. 어디 가서 누구에게 물어보거나 상담을 하기가 창피하기 때문이다.

'손을 하루에 100번 이상 씻지 않으면 세균에 감염될 것 같아서 무서워요. 길 가다가 금을 밟으면 재수가 없을 것 같아요. 좌우 대칭이 안 되는 게 있으면 참을 수가 없어요. 지나가는 사람들을 보면 제가 나쁜 짓을 할까 봐 불안해요.' 이와 같은 고민거리들이 머릿속에는 가득하지만, 고민 상담을 할 수가 없다.

답은 나왔다. 본인이 비합리적이다라는 것을 알고 있기에 스스로 이겨내면 된다. 사실 누군가에게 고민 상담을 해도 공감받기는 힘들 것이다. 일반인들은 그러한 상황을 잘 이해하지 못한다. 그래서 스스로 이겨내야 한다. 마치 게임 퀘스트라고 생각하면 된다. 내가 두려워하는 대상 하나를 극복할 때마다 퀘스트를 하나씩 완수했다고 생각해보아라.

이는 의학적으로 일종의 노출훈련에 해당한다. 자신이 불안해하는 대상에 일부러 노출을 시키면 처음에는 굉장히 불안하지만, 차츰 불안감이 줄어드는 원리다. 그렇다고 여러 가지 강박증을 한꺼번에 노출훈련 하는 건 바람직하지 않다. 훈련 강도가 너무 세서 중도에 포기할 수 있기 때문이다. 불안 정도를 0부터 100까지 표현한다면 50 내외 정도 되는 불안한 상황이나 대상을 1개씩 해보는 게 바람직하다. 또는 강박 행동 빈도를 줄이는 것도 좋은 방법이다. 예를 들어 하루에 손을 100번 이상 씻었다면 50번 정도로 줄여보는 것이다. 그러다가 조금 적응되면 이번에는 하루에 25번 정도만 손을 씻어보자. 이런 식으로 차츰 정상인이 씻는 횟수만큼 줄여보는 것이다.

증상이 너무 심할 경우 심상적 노출훈련을 할 수도 있다. 이는 강박증 환자 스스로 두려워하는 상황을 상상하는 것이다. 예를 들어 하루에 손을 한 번만 씻는 상상을 해보는 것이다. 증상이 너무 심한 환자들은 상상만으로도 참기 힘든 경우가 꽤 많다.

강박증약을 먹으면 노출훈련을 하기가 훨씬 쉬워질 수도 있다. 약을 먹으니 호르몬적으로 불안감이 줄어드니 당연히 노출훈련도 쉬워진다. 그래서 노출훈련을 하다가 불안감이 증폭되어 약을 늘리는 경우도 있다. 그리고 약 효과로 노출훈련을 잘했다고 스스로 기뻐하는 경우도 있다. 이는 별 효과가 없다. 약 복용을 줄이거나 중단하면 다시 원상복구가 될 것이기 때문이다. 노출훈련이 중도에 힘들어서 조금 쉬거나 쉬운 훈련으로 돌아가는 한이 있더라도 노출훈련 때문에 약 복용을 늘려서는 안 된다.

나의 경우는 노출훈련을 스스로 하면서 그 과정을 즐겼다. 학창시절 열심히 공부할 때는 힘들었지만, 공부를 끝내고 나면 보람을 느꼈다. 노출훈련도 비슷한 보람이 느껴졌다. 하나의 불안한 대상을 이겨낼 때마다 나 스스로가 성장한다고 생각했기 때문이다. 그리고 실제로도 강박증을 하나씩 이겨나갈 때마다 나 스스로가 성장하는 게 눈에 보였다. 여러 가지 강박 행동에 시달릴 때는 하루를 살아가는 목적이 불안한 강박증을 피해 가는 게 다였다. 아침에 일어나서 내가 겪고 있는 불안한 상황과 대상을 확인하고 그 상황과 대상을 피해 가는 게 대부분의 일과였다. 그렇게 살게 되면 당연히 성장하는 삶이 될 수가 없다. 나의 미션과 비전에 따라 목표의식을 갖고 가치 있는 하루를 보내야 하는데 강박증만 생각하면서 살게 되면 나의 소중한 하루를 헛되이 보내게 되는 것이다. 나에게 주어진 소중한 하루를 불안을 줄이는 데만 쓴다면 얼마나 불행한 삶인가?

나는 사업가다. IT 스타트업을 운영하고 있다. 그렇기 때문에 나의 성장이 곧 회사의 성장이고 나의 퇴보가 회사의 퇴보라고 생각한다. 특히 아직 회사 규모가 크지 않은 스타트업이기 때문에 대표의 역량이 회사에 미치는 영향이 크다. 그래서 나만을 생각하지 않고 회사 구성원들과 우리 회사가 제공하는 서비스를 받는 고객들을 생각한다. 내가 강박증에 무너져서 강박증만 회피하면서 하루를 살면 나 스스로는 심적으로 조금 편안할지 모르겠지만 내가 영향을 미치고 책임지고 있는 회사 구성원, 고객들에게 누를 끼치는거라 생각한다. 그래서 일부러 두려운 대상을 하나씩 고의적으로 해보면서 강박증을 이겨나갔다. 하나씩 이겨나갈 때마다 자신감이 상승했고 스스로 성장했다는 느낌이 들었다. 그리고 실제로도 강박증을 회피하며 살아갔을 때보다 강박증을 이겨나갔을 때 나와 나의 회사의 정량적인 지표들이 눈에 띄게 차이가 났다. 개인 소득, 회사 매출, 고객 평판 등이 후자일 때 훨씬 좋았다.

사람은 누구나 이 세상에서 무언가 가치 있는 삶을 살고 싶어 한다. 무기력하게 아무런 가치도 없는 삶을 원하는 사람은 없다. 인간의 욕구 중 가장 최상위 욕구인 자아실현 욕구는 자신의 잠재적인 능력을 최대한 발휘하고 창조적으로 자기의 가능성을 실현하고자 하는 욕구다.

누구나 이런 욕구를 지니고 있지만 살면서 포기하거나 묻어두는 경우가 많다. 하지만 포기하지 마라. 실력을 쌓고 세상에 가치 있는 영향력을 발휘하려는 미션과 비전을 지녀야 한다. 여기서 말하는 미션은 내가 살아가는 이유이고 비전은 미래 시점에 달성하고자 하는 꿈/목표/지향점이다. 많은 강박증 환자들처럼 미션이 강박 상황이나 대상을 회피하는 것이고, 비전이 최대한 덜 불안하게 사는 게 되어서는 안 된다. 미션은 나의 가치를 세상에 전파하는 게 되어야 하고 비전은 이를 통해 성장한 나와 이로운 세상이 되어야 한다. 이렇게 강박증을 겪고 있는 자신을 좁은 세상에 가두지 말고 더 넓은 세상 속으로 밀어놓고 성장시켜야 한다. 강박증을 회피하거나 그 순간의 불안이 힘들어서 강박 행동을 계속하기보다는 끊임없이 참고 견디며 강박 행동을 이겨내야 한다. 그래야 더 넓은 세상 속에서 당당하게 자신의 비전을 키울 수 있다.

## 03

# 잡생각을 멈추고
# 집중하라

천재들 혹은 학창시절 우수한 성적을 보이는 청년들 중 강박증 환자가 많다. 이들은 완벽하게 무언가에 파고들고 집착하는 성격이기에 또래들 사이에서 두각을 드러낼 확률이 높다. 하지만 이러한 성향이 너무 심해지면 결국 강박증으로 이어져 한 곳에 제대로 집중하기가 어려워진다. 그 결과 최상위권을 유지하던 성적이 곤두박질치는 것이다.

나도 중학교 시절 최상위권 성적을 유지하다가 고등학교에 들어가면서 강박증이 심해져 성적이 많이 하락한 경험이 있다. 병원에서 그룹 인지행동치료를 하거나 입원 치료를 하면서 나와 비슷한 동료들을 꽤 많이 목격했다. 그 외 강박증 관련 도서를 읽으면서 나와 비슷한 사례를 많이 찾아볼 수 있었다. 그들은 어릴 적부터 영재 소리를 들을 정도로 공부를 잘해서 서울의 명문대 혹은 미국의 명문대를 다니고 있었다. 하지만 강박증이 심해져서 공부할 수가 없었다. 공부하려고 하면 여러 가지 잡스러운 강박적 사고가 머릿속을 맴돌았기 때문이다. 예를 들어 나의 경우는 한 문장을 반복해서 100번씩 읽곤 했다. 혹시 내가 읽고 지나친 문장이 시험에 나올까 봐 불안했기 때문이었다. 의자나 책상이 조금 흔들리면 참을 수가 없었다. 책에 있는 글자들이 흔들려서 글자 읽는 집중력이 떨어질까 봐 불안했기 때문이었다. 이런 식으로 온갖 잡다한 강박적 사고가 내 머릿속에 파고들었기에 도무지 집중할 수가 없었다.

공부뿐만이 아니다. 일하는 것에 있어서도 강박적 사고가 머릿속을 지배하면 도저히 일에 집중하기가 어렵다. 컴퓨터 모니터 각도가 이상한 것 같아서 모니터 각도를 반복적으로 바꾸어보기도 한다. 혹은 모니터 높이가 최적화되어있지 않은 것 같아서 높이조절을 반복적으로 한다. 주변 조명이 너무 밝거나 어두워서 계속 신경 쓰이기도 한다. 모두 내가 겪었던 증상 중 일부이다.

강박 사고가 머릿속을 지배하게 되면 천재, 영재, 훌륭한 사원

소리를 듣던 사람들이 한순간에 무기력한 사람으로 변하게 된다. 책상 앞에 앉아서 집중하려고 해도 도무지 집중이 안 된다. 집중력이 좋고 효율적으로 일 처리를 잘한다고 칭송받던 사람이 오래 앉아만 있고 아무것도 못 하는 무기력한 사람으로 변하는 것이다. 실제 내가 들었던 말이었다. 강박증을 이겨냈을 때는 시간 안에 엄청나게 많은 일을 한다고 칭송을 받았지만, 강박증에 시달렸을 때는 열심히는 하는 것 같은데 결과가 잘 안 나온다는 핀잔을 들었다.

이런 강박 사고가 머릿속을 지배하여 도무지 집중하기가 어려워진 환자들은 대부분 약물에 의존한다. 약을 먹는 순간 불안감이 줄어들고 기분이 좋아지기 때문에 잡스러운 강박 사고도 확 줄어든다. 그런데 부작용도 함께 찾아온다. 강박 사고가 줄어드는 동시에 생각하는 힘도 줄어들기 때문이다. 이전에는 너무 집착하면서 생각을 해서 문제가 되었다면 약을 먹은 후에는 아예 집착적인 생각을 하지 않는다. 깊이 있고 논리적인 생각을 하려면 집착적이고 끈질긴 사고가 필요하다. 그런데 생각 자체를 안 하게 되니 겉으로는 강박증이 줄어 조금 나아진 것 같긴 하지만 실질적으로는 생각하는 힘이 약해지는 것이다. 강박증만 잘 다스리면 천재, 영재가 될 수 있는데 약을 통해 호르몬적으로 뇌구조를 바꾸어버리면 생각하는 힘이 줄어 평범한 사람이 되어버린다.

증상이 너무 심할 때는 약의 도움을 조금 받을 수 있지만 결국에는 약의 도움 없이 강박 사고를 스스로 이겨나가는 게 중요하다. 나의 경우에는 공부나 일을 시작하려고 하면 온갖 잡스러운 강박 사고가 머릿속에 떠올랐다. 강박 사고를 하나하나 생각하고 그에 해당하는 강박 행동을 하면 실제 공부나 일에 집중하기가 어려웠다. 그래서 나만의 해결책을 만들었고 이를 통해 큰 도움을 받았다. 지금도 여전히 공부나 일을 하려고 하면 강박 사고가 머릿속에 떠오른다. 하지만 더는 나에게 방해가 되지 못한다. 강박 사고를 이겨내고 공부나 일에 정진하기 때문이다.

우선 나는 5초 룰을 지켰다. 뭔가 생각이 나거나 하기로 하면 5초 안에 시작하는 룰이다. 다시 생각하면서 지지부진 끄는 게 아닌 마음속으로 5-4-3-2-1 카운트다운을 센 후 바로 시작하는 것이다. 1-2-3-4-5로 카운트를 세는 것 보다 5-4-3-2-1이 더 효과적이다. 0초가 되기 전에 바로 시작해야 한다는 마음속의 부담감이 작용하기 때문이다. 나만의 마음속 5초 카운트다운을 세면 잡생각을 할 여유가 없다. 0초가 되면 바로 시작해야 하기 때문이다. 예를 들어 육상선수가 출발신호가 울리면 바로 온 힘을 다해 뛰어야지 준비운동을 계속하고 있을 수는 없지 않은가? 같은 원리이다. 5초 카운트다운이 끝나면 더는 잡스러운 강박 사고 같은 준비 동작은 의미가 없어진다. 어쨌든 시작을 해야 하기 때문이다.

둘째, 스톱워치를 재면서 공부나 일을 했다. 나는 아침에 일어나면 오늘 할 일 리스트를 적고 리스트별 마감 예상 시간을 적는다. 마감 예상 시간은 일부러 조금 타이트하게 쓴다. 그리고 리스트들을 하나씩 실행하면서 스톱워치를 재고 내가 목표한 마감 예상 시간 안에 끝내려 한다. 예를 들어 오늘 60분 안에 책 원고 4페이지는 쓴다라고 계획을 적으면 실제 원고를 쓸 때 스톱워치를 켜고 60분 안에 4페이지는 쓰도록 한다. 만약 4페이지를 썼지만 60분을 넘겼다면 결코 성공하지 못한 것이다. 시험을 볼 때 문제를 다 풀어도 제한시간을 넘기면 아무 소용 없는 것과 같은 의미인 것이다. 사실 시험이 아니고 스스로 정한 기준이기에 다른 사람들이 생각하기에는 아무런 문제가 되지 않아 보일 수 있다. 하지만 스스로 엄격하게 규율을 정하고 지키려고 한다면 강박 사고를 떨쳐내고 본업에 집중하는데에 큰 도움이 될 것이다. 제한시간 안에 과업을 끝내야 하는데 잡스러운 강박 사고를 할 틈이 없을 것이다.

셋째, 기도한 후에 시작했다. 물론 매번 항상 공부나 일을 시작하기 전에 기도하지는 않았다. 반복적이며, 기계적인 습관으로 기도를 하는 것은 하나님께서도 기뻐하지 않으실 것이기에 오히려 반복기도가 강박 행동이 될 수 있기 때문이다. 그러나 공부나 일 시작 전에 집중이 잘 안 되거나 강박 사고가 머릿속을 지배할 때면 하나님께 기도하였다. 하나님께 강박증을 이길 힘과 과업에 집중할 힘을 구하고 공부나 일할 때 지혜를 구했다. 그리고 바로 시작하였다. 하나님과 기도하면서 강박증을 이기기로 약속을 했기에 더는 강박 사고에 굴복할 수 없었다. 그리고 기도를 하고 나면 자신감과 용기도 생겨났다. 이런 변화된 마음가짐으로 하나님의 능력과 보우하심을 믿고 집중해서 공부나 일을 시작할 수 있었다.

강박 사고가 머릿속에서 끊임없이 괴롭힌다면 이를 장애라 생각하기보다는 당신이 천재라서 그렇다고 생각해보라. 남들이 한 가지 생각을 할 때 당신은 열 가지 생각을 할 수 있는 비범한 두뇌의 소유자이기 때문이다. 그렇기에 오만가지 잡스러운 생각을 몇 가지 중요한 과업에 집중할 힘만 기른다면 엄청나게 대성할 수 있을 것이다. 나의 팁들을 적절히 독자분들에게 적용해보면서 강박 사고를 잘 다스리기를 바란다.

# 04

# 할 수 있다고
# 믿어라

사람은 마음먹기에 따라 실제 결과가 달라진다고 생각한다. 생각하고 상상하고 목표한 바가 있어야 이에 따라 결과가 달라진다. 물론 무언가 상상만 하면 무조건 발생한다고 말하는 것은 아니다. 내가 주장하는 바는 우선 생각이 선행되어야 결과가 나올 수 있다는 것이다. 즉 충분조건에 해당한다. 만약 생각이 선행이 안 되면 결과 자체가 나올 수가 없다.

예를 들어 강남 거리를 걷다가 멋진 건물들을 보고 나도 건물주가 되고 싶다는 생각을 할 수 있다. 한번 생각을 시작하면 구체적으로 어떤 모형의 건물을 갖고 싶은지 스스로 상상을 하게 될 것이다. 그리고 원하는 시기와 원하는 가격대의 건물 목표를 산정하게 되고 그 후에는 이 목표를 달성하기 위한 구체적인 실행전략들을 세울 것이다. 계획대로 잘 성사되면 마침내 건물을 살 수 있을 것이다. 드디어 꿈을 이룬 것이다. 만약 처음에 건물을 사고 싶다는 생각, 상상, 목표가 없었다면 절대로 이루어지지 않았을 꿈일 것이다. 즉 어떤 결과가 나오기 위해서는 먼저 사람의 생각, 소망이 선행되어야 한다. 그러기 위해서는 어떤 결과가 나올 수 있다고 스스로 믿는 믿음이 필요하다. 스스로에 대한 믿음 없이는 무언가 하고 싶다거나 할 수 있다라는 생각 자체가 떠오르지 않기 때문이다.

좀 더 구체적으로 생각을 해보자. 유명 사업가, 정치인, 과학자, 연예인들을 보면 혹시 대단하다는 생각이 드는가? 물론 그런 생각이 들 것이다. 나도 유명인들을 보면 정말 대단하다는 생각이 든다. 그런데 나는 저렇게 될 수 없을 것 같다라는 생각이 드는가? 만약 그렇다면 마음가짐을 바꾸어야 한다. 아무리 대단하고 유명한 사람이라도 똑같은 사람이다. 눈, 코, 입이 똑같은 사람이다. 그 사람이 대단하다면 나도 대단할 수 있다. 만약 당신이 나이가 어리다면 아직 나이가 어리기에 나이를 좀 더 먹으면 충분히 당신이 목표로 하는 사람이 될 수 있다고 생각하면 된다. 나 스스로를 대단하게 생각해야 한다. 나는 똑똑하고 잠재력이 엄청난 천재라고 생각해야 한다. 이렇게 마음먹으면 시야가 달라진다. 이전에는 내가 감히 시도해보지 못한다고 생각했던 대상들을 이제는 나도 시도해 볼 수 있다. 이런 마음가짐을 가지면 시작 자체가 자신감을 갖고 열정적으로 시작하기 때문에 결과도 보통 좋다. 혹시 도중에 불안하거나 자신감이 떨어지면 다음과 같이 외쳐보길 바란다.

"나는 미친놈이다. 나는 대단하다."

이 마음가짐 하나만 바꾸어도 삶이 많이 달라질 것이다. 매사에 의기소침하고 자신감이 없던 태도에서 활력 있고 자신만만한 태도로 바뀔 것이다. 특히 강박증 환자들은 여러 강박증 증상들로 인해 더욱 의기소침해져 있는 경우가 많다. 강박증 증상들로 인해 나의 삶이 망가져 있고 앞으로도 계속 망가져 있으리라 생각한다. 종국에는 아예 삶 자체에 의지를 잃고 되는대로 살지 뭐. 이런 식의 자포자기 심정으로 변한다.

시야를 바꾸어보자. 내가 대단한 사람이 되면 강박증 증상들은 아무것도 아닌 하찮은 존재처럼 보일 것이다. 거인의 눈에 조그마한 벌레들은 아무것도 아닌 것처럼 말이다. 그러면 나 스스로 대단한 사람이 되어야 한다. 내가 대단하고 훌륭한 사람이 되면 내가 겪고 있는 강박 증상들은 극복하기 쉬운 사소한 질병이 되기 때문이다. 대단하고 훌륭한 사람이 되는 게 어렵지 않다. 스스로 내면의 에너지, 기운을 끌어올리면 된다. 이는 종교적이고 환상적인 게 아니다. 내면의 에너지가 자신감으로 꽉 차 있고 활력이 넘치는 사람이 되면 뭐든지 도전해 볼 수 있다. 자신이 가지고 있는 강박증도 쉽게 이겨낼 수 있다. 약의 힘으로 강박증을 이기기보다는 내면의 에너지를 통해 강박증을 이기게 되면 강박증 극복 이외의 다른 일들도 쉽게 도전하고 해낼 것이다.

나 스스로 대단한 사람처럼 여기게 되면 밖에서도 나의 태도와 행동이 달라져 있을 것이다. 겸손이 미덕인 것처럼 혹은 가만히 있는 게 예의범절인 줄 아는 고지식한 사람들에게는 건방지게 보일 수 있을 것이다. 그런 사람들의 비난은 무시하면 된다. 튀는 게 나쁜 게 아니라 오히려 좋은 것이다. 군중의 무리속에서 내가 스스로 대단해서 튀어야 한다. 군중에서 묻히는 것이 안전한 게 아니라 오히려 위험하다고 생각해야 한다. 우리가 알고 있는 유명인들은 모두 무리 속에서 튀는 사람들이다. 그들이 결코 남들과 똑같이 생각하고 행동해서 유명인이 된 게 아니다.

특히 조직문화를 강조하는 곳이 더욱 고지식한 경우가 많다. 자기 자신을 한없이 낮추고 회사와 조직, 팀을 높이는 게 팀워크

이고 팀을 사랑하는 마인드라고 강조한다. 즉 나 자신은 초라하고 조직은 위대하다라고 세뇌당하는 것이다. 당신이 만약 이러한 문화가 가득한 조직의 조직원이라 하더라도 절대 물들면 안 된다. 마음속으로 계속해서 외쳐라. '나는 미친놈이다! 나는 대단하다!' 당신을 끌어내리려는 주변의 저항이 느껴질 것이다. 그럴수록 더욱 강하게 외쳐라. '나는 미친놈이다! 나는 대단하다!' 그리고 대단한 사람처럼 생각하고 대단한 사람처럼 말하고 대단한 사람처럼 행동하라. 조직 안에서도 똑똑한 성공 마인드를 가진 몇몇 사람들이나 임원급들은 당신을 눈여겨보기 시작할 것이다. 그리고 당신이 대단한 대우를 받고 실제 대단해지기 시작하면 굳이 그 조직에 계속 있을 필요도 없어질 것이다. 그만두면 그만이다.

# 할 수 있는 사람이
# 되어라

할 수 있다는 믿음에서 그치면 안 된다. 실제로 할 수 있는 사람이 되어야 한다. 그러나 우선 믿음이 중요하다. 할 수 있다는 믿음과 열정으로 우선 시작을 해야 한다. 그런 다음 부족한 부분은 빠르게 채워나가서 할 수 있는 사람이 되어야 한다.

실패란 없다고 생각한다. 성공이 아직 안 온 것이지 실패는 없다. 실패는 죽기 직전까지 포기하지 않는 이상 아직 오지 않은 것이다. 야구선수가 배트를 여러 번 휘두르면 삼진을 많이 당하겠지만 결국은 홈런을 쳐내고 만다. 인생도 비슷하다. 할 수 있다는 믿음과 열정으로 도전이라는 배트를 많이 휘두르면 결국 성공이라는 홈런을 치게 되는 것이다. 대표적으로 맥도날드의 창업가인 레이 크룩이 있다. 여러 번의 실패 끝에 53세의 나이로 맥도날드를 설립하였다. 20세기 중반 미국의 평균 수명은 68세였다. 평균 수명이 68세인 시대에 53세의 나이는 대단히 많은 나이였다. 하지만 레이 크룩은 도전정신과 투지로 53세에 설립한 맥도날드를 세계적인 프랜차이즈로 만들었다.

할 수 있다고 믿고 일단 도전해라. 주변에 성공한 사람들 모두 똑같은 평범한 사람들이었다. 똑같이 평범한 사람 중에서 누구는 성공하고 누구는 실패하는 것은 마음가짐에서부터 차이가 있기 때문이다. 지금 이 책을 읽고 있는 독자분들도 모두 할 수 있는 사람들이다. 강박증은 큰 문제가 되지 않는다. 강박증은 감기몸살 정도로 충분히 극복 가능한 병이며 이를 이겨내는 과정에서 더욱 자기 자신이 성장할 수 있는 훈련과정이라고 생각하면 된다.

단, 할 수 있는 사람이 되려면 인생을 주도적으로 살아야 한다. 사회 시스템 안에서 열심히는 살지만, 본인의 뜻과 의지로 살기보다는 타인에 맞추어 사는 사람이 대부분이다. 그런 의미에서 나는 인생의 공백기를 갖는 것도 좋다고 생각한다. 남들이 볼 때는 한심한 백수로 비추어질 수 있지만, 공백기를 통해 나 자신을 되돌아보고 나의 길과 방향을 잡을 수 있기 때문이다. 공백기에는 독서, 새로운 사람들과 만남, 새로운 도전, 생각하는 시간 등을 통해 자기 자신을 정립하고 본인의 코드를 아는 시간을 가져야 한다. 그리고 본인의 코드와 맞는 일을 하여야 한다. 만약 당신의 삶의 모토가 '재미'를 추구하는 삶이라면 '재미'를 느낄 수 있는 일을 해야 한다. 예를 들어 레크레이션, 유아 체육, 관광과 관련한 일일 수 있다. 만약 당신 삶의 모토가 '자유'를 추구하는 삶이라면 '자유'를 느낄 수 있는 일을 해야 한다. 프리랜서 개발직, 프리랜서 디자이너가 될 수 있다. 본인의 코드를 알고 그 코드에 맞는 일을 해야 삶도 즐거워지고 강박증이 치유될 수 있다.

고인이 된 스티브 잡스가 했던 유명한 말이 있다.

"당신의 시간은 한정되어 있다. 그러니 다른 사람의 삶을 사는 데에 시간을 낭비하지 말라."

당신의 시간에 당신이 원하는 일과 당신의 발전에 도움이 되는 일을 할 수 있다는 믿음과 열정을 갖고 도전하길 바란다. 그러면 실제로 당신의 삶은 할 수 있는 성공적인 삶을 살게 될 것이다. 하나님은 각자 개인마다 각기 다른 재능을 주셨다. 본인의 재능에 맞는 삶을 살다 보면 강박증과 삶의 성공 모두를 잡을 수 있을 것이다.

## 멈추지 않는 삶을 위하여
## 강박 나의 무기

| | |
|---|---|
| **초판인쇄** | 2022년 1월 3일 |
| **초판발행** | 2022년 1월 7일 |

| | |
|---|---|
| **지은이** | 서대호 |
| **발행인** | 조현수 |
| **펴낸곳** | 도서출판 더로드 |
| **기획** | 조용재 |
| **마케팅** | 최관호 강상희 |
| **편집** | 권 표 |
| **디자인** | 호기심고양이 |

| | |
|---|---|
| **주소** | 경기도 고양시 일산동구 백석2동 1301-2 |
| | 넥스빌오피스텔 704호 |
| **전화** | 031-925-5366~7 |
| **팩스** | 031-925-5368 |
| **이메일** | provence70@naver.com |
| **등록번호** | 제2015-000135호 |
| **등록** | 2015년 06월 18일 |

정가 15,000원
ISBN 979-11-6338-213-3 03510